醫典重光

珍版海外中醫古籍善本叢書

小青囊

明·王良璨 編
鄭金生 整理

人民衛生出版社
·北京·

圖書在版編目（CIP）數據

小青囊 /（明）王良璨編；鄭金生整理. —北京：人民衛生出版社，2024.3
（醫典重光：珍版海外中醫古籍善本叢書）
ISBN 978-7-117-35324-3

Ⅰ. ①小… Ⅱ. ①王… ②鄭… Ⅲ. ①中國醫藥學—中國—明代 Ⅳ. ①R2

中國國家版本館 CIP 數據核字（2023）第 187362 號

醫典重光——珍版海外中醫古籍善本叢書

小　青　囊

Yidian Chongguang——Zhenban Haiwai Zhongyi Guji Shanben Congshu

Xiao Qingnang

編　　　　著： 明·王良璨
整　　　　理： 鄭金生
出 版 發 行： 人民衛生出版社（中繼綫 010-59780011）
地　　　　址： 北京市朝陽區潘家園南里 19 號
郵　　　　編： 100021
E - mail： pmph @ pmph.com
購 書 熱 綫： 010-59787592　010-59787584　010-65264830
印　　　　刷： 北京雅昌藝術印刷有限公司
經　　　　銷： 新華書店
開　　　　本： 889 × 1194　1/16　　**印張：** 36.5　　**插頁：** 1
字　　　　數： 311 千字
版　　　　次： 2024 年 3 月第 1 版
印　　　　次： 2024 年 3 月第 1 次印刷
標 準 書 號： ISBN 978-7-117-35324-3
定　　　　價： 469.00 元
打擊盜版舉報電話： 010-59787491　E-mail：WQ @ pmph.com
質量問題聯系電話： 010-59787234　E-mail：zhiliang @ pmph.com
數字融合服務電話： 4001118166　E-mail：zengzhi @ pmph.com

醫典重光

珍版海外中醫古籍善本叢書

叢書顧問

王永炎

真柳誠［日］

文樹德（Paul Ulrich Unschuld）［德］

叢書總主編

鄭金生

張志斌

叢書整理凡例

一、本叢書旨在收載複制回歸的海外珍稀中醫古籍。子書的書名一般以扉頁名稱爲準。無書扉頁者，以其卷首所題書名爲準，但『新刊』『新編』『校正』之類的修飾詞不放進書名。

二、每種古醫籍之前有『提要』，主要介紹作者（朝代、姓名字號、籍貫，生活時間、簡要生平、業績、撰寫此書的宗旨等），書籍名稱，卷數，影印底本的基本形制、刊刻年代、堂號、序跋題識等，主要内容與特色，以及書目著錄與底本流傳簡况。

三、叢書中的每種子書均依據影印本的實際標題層次編制目錄。卷數與卷名爲一級，篇名爲二級。必要時出示三級目錄。其中本草書的藥名爲最後一級。單純醫方書收方甚多者以歸納方劑的方式（如病名、功效等）爲最後一級目錄，收方不多者可以方名爲最後一級目錄。凡新擬篇目名均用六角符號『〔〕』括注。

四、影印本對原書内容不删節、不改編，盡力保持原書面貌，因此原書可能存在的某些封建迷信内容，以及当今不合時宜的藥物（如瀕臨滅絶的動植物等）不便删除，請讀者注意甄别，切勿盲目襲用。

五、本叢書采用影印形式，最大限度地保留原書信息，如眉批、句讀、圈點、補注、批語、印章、墨丁等，并保持古籍筒子頁甲面、乙面的對照關係，以及一切對版本鑒定、學術研究有價值的重要信息。在此基礎上，本叢書爲體現影印本的文獻價值和應用價值，將仔細檢查有無錯簡、缺頁現象，若有則盡力予以調整、補缺，并在不損傷原書文字的前提下，盡力消除污髒殘損痕迹，以利閲覽。

提要

小青囊爲醫方書，十卷，明王良璨編於明晚期。今僅有日本延寶三年（1675）刻小青囊孤本存世。此即本次影印所用底本。

一、關於作者

據小青囊卷首題署『秣陵求如王良璨玉卿氏編次』，作者王良璨，字玉卿，號求如，秣陵（今江蘇南京）人，另松江府志著錄明王良燦著小青囊十卷❶亦可爲旁證。

小青囊和刻本刻成之年相當於清康熙十四年（1675），距離明亡（1644）僅三十一年。又小青囊所引人名以明代人居多，其中最晚的是吳崑所著醫方考（成書於1584年）。考慮到小青囊傳入日本，并在日本翻刻也需要一定的

❶ 轉引自何時希所著中國歷代醫家傳錄（上）。其中作者名『燦』字當爲『璨』之誤。

時間，因此推算小青囊約成書於醫方考問世後至明末之間，即公元 1584—1644 年間，亦即明代晚期。這也應該是作者王良璨的生活年代。由於和刻本小青囊未見序跋凡例，因此無法直接了解作者的身份及編書主旨。關於王良璨生平的其他資料，目前尚無更新的發現。

二、該書主要内容與特點

該書名中的『青囊』，本義爲青布袋。古代或用以代指不同的行業技藝（如醫、卜、堪輿等）。此書載醫方之論，故書名『小青囊』，寓意所載醫方不多，但精要便用。

該書十卷，但載主方僅三十九首。書中前八卷以常用主方爲綱，以主方經加減衍生之方爲目，此爲該書最大的特點，與一般醫方書的平行羅列藥方、多以病統方有所不同。書中附載衍生方的主方三十首，此類主方下附載的衍生方數量多少不一，全書共計載衍生方共計三百三十六首。連同主方，該書前八卷載方達三百七十五首。

小青囊所載主方，并非以漢張仲景經方爲主，也不講究諸方演化的先後歷史源流，而是選取臨床常用、廣用、有效的方劑。其中雖以湯劑爲多，但也包括若干成藥，可見該書無論從書籍的形式還是所選藥方，都立足於臨床便用，這一特點與其書名『小青囊』完全貼合。

各主方方名之後，次第介紹方名意義、方組（各藥名、劑量、炮制法、功效主治、忌反畏惡）、煎藥法、服藥法，功效主治及名家方論，隨證加減用藥法等，内容詳盡實用。此後若有衍生方，則先列『加減湯名治病』，即通過藥味加減組成的新方及其主治；後列『合和湯名治病』，即主方與其他藥方組合而成的新方及其主治。這兩類衍生方下的内容均極爲簡單，如四君子湯『加減湯』中的『朱君散：即本方加朱砂、麝香爲末，燈心、鈎藤湯下。治小兒虚弱，驚悸、吐瀉後有此證并糞青。』『合和湯』中的『調胃散：即本方合平胃散。健脾和胃。』這種以主方帶衍生方的方法，能以少馭多，既便記憶，亦便臨證實用。

該書以主方爲綱以統諸方的特點，是明代醫方書的一種新發展。中醫方劑發展史上，秦漢以前『苦於無方』。但經千餘年的彙聚積累，到宋代醫方已急劇增多，明代更是醫方發展的高潮期，僅普濟方一書就收方達六萬餘方。此前多見的『一病一方』『以病統方』的方式已經很難駕馭衆多醫方。至明代中後期，吳崑醫方考、張景岳景岳全書中的『新方八陣』『古方八陣』、施沛祖劑等一批以醫方爲研究對象的方書應運而生，這表明醫方已逐漸從疾病診治的附屬內容，形成一個獨立的研究領域。小青囊就産生於明中後期這樣一種氛圍之中。該書采用以上體例及其引用的方論，主要受明代吳崑醫方考的影響。

除以上八卷論方之外，該書之末還有兩卷，分别爲『用藥』與『諸賢論』。卷九『用藥』并非羅列藥物性味功效，而是依據臨床常見用藥需要，以治氣、治喘、治血、治諸積、治痰、治火、治鬱、飲食傷、臟腑瀉火、妊娠傷寒等爲綱，介紹常用藥物。例如『治飲食傷藥品』：『肉傷，山查子。粉麵傷，神麴、麥芽。生冷肉食，果子傷，草果、砂仁、青皮、枳實。酒食傷，葛根、紫蘇、砂仁、烏梅、枳實……』該卷中的『用藥寒溫相得舊論』，輯録百餘對常用配伍藥物的主治，例如『麻黄得桂枝則能發汗。芍藥得桂枝則能止汗。』這些内容均甚方便臨床運用。卷十『諸賢論』乃醫學理論論説，涉及陰陽、榮衛、氣、血、痰、火及脾胃等論説。其中摘引金元醫家的論述尤多。

三、底本及其流傳

校點底本爲日本延寳三年（1675）刻本，屬於和刻本，今存世唯此孤本，該本形制不同於中國多見的古醫籍，其頁面呈扁長方形，版框高十一釐米，寬十七点五釐米。每半葉十二行，行十二字。白口，四周單邊，無行格。其文字主體雖爲漢字，但也夾雜了日本假名旁注，使用了少量特殊的日本漢字與俗字。全書多數藥方（含主方及衍生方）均用眉批方式提示其主治。和刻本無序跋凡例，但該書初刻本是否有序跋、凡例、眉批及總目録，均無可考。各卷之首有書名卷次及『附方目録』，次爲該卷正文。其卷首又重複書名卷次，且綴以『湯名』二字。卷首有作者題署（『秣陵求如王良璨玉卿氏編次』），及助梓人籍貫姓氏。書末載『延寳三乙卯曆三月吉辰/二條通書肆武村刊行』。

此本今存於日本國立公文書館内閣文庫，書號 305-131。三册。各册之首有藏书印四枚。其中『多紀氏藏書印』『躋壽殿書籍記』二印乃躋壽館首藏此書時所鈐。躋壽館由日本幕府醫師多紀元孝創立於明和二年（1765）。日本寬政三年（1791）躋壽館轉爲幕府官辦醫學館，故其藏書又加蓋『醫學圖書』藏書印。另『日本政府圖書』乃日本内閣文庫的藏書印（始用於1886年）。其時多紀氏醫學館藏書移藏於内閣文庫，故加鈐『日本政府圖書』印。據以上藏書印，可以了解小青囊爲多紀氏收藏以後的歷史，但該書何時傳至日本，武村書肆翻刻所據底本情況，均無記載。由於多紀氏收藏了此書，故多紀（丹波）元胤醫籍考著録了小青囊書名、卷數及作者，且云『存』。中國明清書志均未著録此書，亦未見後人引用此書，僅松江府志載王良燦著小青囊十卷。故此書在和刻本問世之前的流傳過程不明。

目錄❶

❶ 目錄：原書目錄置於各卷前，諸方後附加減方藥、別名及少數劑量、劑型等內容，此不合現代目錄體例。今據實際內容新編此目錄。主方之後諸方衆多，故僅示方名，不出頁碼。

❷ 附方目錄：即原書各卷前之目錄。

卷之九……四五一

小青囊卷一附方目

第一四君子湯附方十

四君加白芍高良姜湯 加白芍良姜

加味四君子 加秦艽黄蠟

朱君湯 加朱砂麝香

加减四君子 加黄芪扁豆藿香

烏蝎四君子 加川烏全蝎

六神湯 加黄芪扁豆

七珍湯 加山藥黄粟米

參苓白术散 加山藥扁豆砂仁蓮肉薏苡仁桔梗

平[illegible]飲子去白术加升麻
四君子加姜厚朴湯加生姜附子厚朴
胡洽酸棗仁湯加酸棗仁
異功散加陳皮
補中湯作丸名調中丸加乾姜
六君子湯加陳皮半夏
又六君子加黃芪山藥
惺惺散加桔梗細辛花粉
錢氏白术散加木香藿香乾葛
内救散加木香藿香伏神
仲景附子湯去芍藥附官

養肝丸加麥芽砂仁乾姜

半夏湯加附子官共仁夏

加味四柱飲去甘草加木香附子

仲景茯苓飲去甘草加枳實陳皮

甘草湯去人參加官桂

斷下湯去人參加草菓

八珍湯合四物湯

調胃散合平胃散

六君子湯合二陳湯

又六君子合二陳去甘草加枳殼

赤茯苓湯合二陳去甘草加川芎

四人飲加陳皮半夏草果

十全大補湯合四物湯加黃芪肉桂

胃風湯合四物湯去芐芐地黃加桂

小青囊湯名卷之一

秣陵求如王良璨王卿氏編次

第一四君子湯 本方加減湯名共十三方合和湯名八十方共計二百十一方附于后

四君子湯方 補氣之總劑譬如渾厚和平之君子不為奸險卒暴之行故命名曰四君子

人參 君一兩 補肺和脾能動肺火吐血久嗽面黑氣實之人忌之

白朮 臣一兩土炒 健脾燥濕動氣者不宜忌桃李雀肉胡荽大蒜青魚

茯苓 佐一兩 降氣滲濕目病者不宜忌醋及酸物

甘草 國老五錢 補脾和中忌菘菜及莧遂

右㕮咀每服四錢水一[illegible]

手足痿弱

華岸劑來外主痿厥

一 治痿手足痿弱，吴山甫曰：陽明虛，宗筋失養，不能束骨而利機關，故令手足痿弱。夫陽明者胃也，胃為土，土者萬物之母。易曰：至哉坤元，萬物資生。若胃土一虛，百骸失養，而絶其生氣矣，故宗筋縱弛。是方也，人參、甘草，甘温之品也，甘者土之味，温者土之氣，故足以益陽明；白朮、茯苓，燥滲之品也，燥之則土不濡，滲之則土不濕，故足以益脾胃。凡人心病之屬，手足痿弱諸病

月陽明經虚帶脈加背而謬
養之則經束立之戒矣
一 治諸虚冷遺尿不禁　諸虚
病謂卒然暴作也吳山甫曰
遺尿不禁者形氣將脱無形
之氣不足以固有形之溺也
其温爲陽可使益氣四味皆
其温故可用之或問茯苓淡
滲當遺尿之時可以去否曰
苓有二品枯而不澤者宜去
若堅潔而潤澤者則亦不嫌其
爲苓也用之引人參以就下
直歸膀胱誰曰不可○東垣
曰便多而能止

大補血

一治年高氣弱有痔誤服攻痔之藥致血大下不止而虛脫者。呉山甫曰血有形之陰也必賴無形之氣以固之故年高氣弱則血下久藥損氣則血下是方也耆甘溫益氣之品也大氣充盈自足以固有形之血譬之乾元充溢於兩間自能舉乎大地而無傾陷之危者也

吐瀉轉筋

若吐瀉轉筋頭痛自汗脉虛者加桂 桂下霍亂門

若中風半身不遂在右爲氣虛有痰合二陳湯加竹瀝姜汁

噎膈　加童便竹瀝韭汁牛
　羊乳

【勞】勞極傷脾面色痿黄脣焦燥
飲食無味腹痛腸鳴泄痢四
肢倦怠脉虚濡數加酒芍蓮
肉薏苡仁白扁豆山藥猪苓
澤瀉

【痿】氣虚成痿加參术黄芩黄栢

【痢】痢疾力倦氣少脾胃虚而惡食
此爲挾虚加當歸芍藥補之
下痢久而氣血大虚腹痛頻併
後重不食或産後得此加當
歸陳皮糯米

【泄】氣虚泄瀉加白芍升麻

泄

水瀉而腹不痛者屬氣虛倍白朮加黃芪外麻柴胡防風補之以提之

便血

脾胃虛弱便血不止依本方

瘡

一治瘡瘍午前發熱

吐

小兒嘔吐加丁香橘紅炮乾姜姜棗水去核

一治小兒傷食瀉

痘瘡大便不秘一日一行則內之穀氣有限而氣血易衰順和中加炒黃芪木香青皮

痘大便泄依本方

痘吐利依本方如吐酸水利黃色或青綠氣皆熱也不可

與脉若吐瀉水利清白不
良矣乃以虛也出頭之
瘧利久不止本湯送肉豆蔻丸
肉豆蔻丸治腸寒而利方用
肉豆蔻木香砂仁白龍骨訶
子肉各五錢赤石脂枯礬各
七錢半麪糊丸黍米大一歲
五十丸
瘧曽多吐瀉脾臟虛怯手足厥
冷此爲惡候不可單用發表
劑急宜補加黃芪桂枝防風以
發之發後以本方加黃芪白
芍當歸桂心以補脾養氣血
也

痘不因內傷外感向熱而不由此裏氣虛不能驅其毒使之即出而邪毒得以留連停伏于臟腑腸胃間宜先托裏加黄芪

痘紅潤而形平脹者血至而氣不充也宜補氣加黄芪川芎桂

痘灰白者氣虛也加黄芪當歸桂

痘起發遲滯頂平灰白氣虛也瀉沫止者本方下肉豆蔻丸（方見下前）若瀉風五苓下血而色瘀黄加

暴死痰厥

耳鳴脚軟

黄芪 白扁豆 黄芪主癩風五痔，白扁豆主風氣

若暴死有痰聲者，名痰厥，加竹瀝、姜汁。 吳山甫曰：痰厥者，虛陽載痰上逆之名也。所以令人暴死者，痰塞其清陽呼吸之道也。痰既塞，而氣欲通之，故喉中有聲。經曰：壯者氣行則愈，怯者着而成病。故用溫補之味以壯氣，佐之竹瀝、姜汁以行痰。

若耳鳴脚軟，力乏，口淡無味，姜棗煎服。爲細末服亦可

○附今方加減湯名治病

吐瀉 四君子加白芍高良姜湯即本方加白芍良姜治吐瀉轉筋腹痛躰重脉沉細者腹痛白芍主之

勞嗽 加味四君子湯即本方加漆光黄臘等分治勞嗽

吐瀉 朱君散即本方加朱砂麝香為末燈心釣藤湯下治小兒虛弱驚悸吐瀉後有此證并糞青

吐瀉 加減四君子湯即本方加黄芪扁豆藿香治吐瀉

驚 烏蝎四君子湯即本方加川烏全蝎治慢驚風

脾虛 六神湯即本方加黄芪扁豆治痔漏下血面色痿黄脾胃虛弱四肢乏力飲食無味中氣下陷不能

冽	變蒸	霍亂吐瀉	驚悸不眠	脾虛腹痛自利

脾血并胃虛吐瀉

七珍湯即朮方加山藥黃芪粟米姜棗治勞咳唾血

參苓白朮散即朮方加山藥扁豆砂仁蓮肉薏苡桔梗治脾胃虛弱泄瀉一切病後以此養胃○如治禁口痢加石菖蒲枳殼陳倉米

平和飲子即朮方去白朮加升麻治小兒變蒸三日進一服

四君子加薑附厚朴湯即朮方加生姜附子厚朴治霍亂吐瀉四肢拘急脉沉遲者姜主霍亂轉筋吐瀉附子主霍亂轉筋厚朴療霍亂轉筋及腹痛

胡治酸棗仁湯即朮方加棗仁治振悸不得眠

錢氏異功散即朮方加陳皮治脾胃虛冷腸鳴腹痛自利不思飲食

○又宜病後調理○又凡小兒虛冷病先以數服正其氣溫中和氣之劑也

傷寒兩感

補中湯 作丸名調中丸即本方加乾姜治脾胃不和而作嘔○又治傷寒兩感

健脾

六君子湯 即本方加黃芪山藥 治傷寒汗下之後將見平復服此調理健脾進食

小兒風熱瘡疹

惺惺散 即本方加桔梗細辛瓜蔞根 治小兒風熱瘡疹傷風時氣頭痛壯熱目澁多眠咳嗽氣粗鼻塞淸涕或傷食生姜三片薄荷三葉煎服

小兒肌熱脾虛[illegible]

錢氏白术散 易簡亦名惺惺散即本方加木香藿

小兒泄瀉　風寒濕痺　養脾胃　真陽耗散

乾葛木香

治小兒脾虛肌熱泄瀉

胃熱煩渴○吳山甫曰脾虛

者補之以甘故用四君子肌

熱者療之以清故加以葛根

脾困者醒之以香故佐以木

藿

内救散即本方加木香藿香茯神止小兒泄瀉

仲景附子湯即本方加生附官桂芍藥治風

寒濕痺骨節痛皮膚不仁肌

肉重著四肢緩縱腰脚痠痛

養脾丸即本方加麥蘖砂仁姜蜜丸補養脾胃

半夏湯即本方加官桂半夏附子一名太半夏湯

加味四柱飲即本方去甘草加木香熟附子治

丈夫元臟氣虛眞陽耗散兩

耳常鳴脇腹冷痛頭眩目暈四肢倦怠小便數滑泄浮不止姜棗煎服大病之後尤宜調理

【痰飲 吐水】

仲景茯苓飲（即本方去半草加枳實陳皮）治胸中停飲心下痞不吐水氣滿不能食

【痰飲 目眩】

芎朮湯（即本方去人參加官桂）治痰飲目眩

【赤白 痢】

斷下湯（即本方去人參加草果茯苓甘草乾薑丸各用）（草果豆蔲炙甘草一兩）治久痢赤白不問老幼虛實服剉用粟殼十四枚去筋膜並萼蒂剪碎醋淹炙為粗末不問剤薑棗烏梅煎服赤痢加黑

補血　和胃健脾　氣虛痰　久病胃虛及脾虛脹　順氣消痰止嘔

豆二粒　白痢加乾姜五分

附术方合和湯名治病

八物湯　即本方合四物湯一名八珍湯　補氣血和陰陽

調胃散　即本方合平胃散　健脾和胃

六君子湯　即本方合二陳湯　治氣虛痰氣不和

又治久病胃虛聞穀氣而嘔

又治脾虛鼓脹手足倦怠短氣瀉泄

又六君子湯　即本方合二陳湯去甘草加枳殼　治素有痰飲胸膈痞滿脾胃虛寒不嗜飲食服燥藥不得者

赤茯苓湯　即本方合二陳湯去甘草加川芎　順

氣消痰止嘔調中益氣補胃
驅濕

瘧疾

四獸飲即朮本方合二陳湯加神麯治五臟氣
虛喜怒不節勞役兼致陰陽
相勝結聚涎飲與胃氣相搏
発於瘧疾　又治瘴瘧用烏
梅姜棗煎入鹽少許浸煎藥
食頃帋包水濕慢火煨令香
熟焙乾每用五錢水煎未發
前連進數服

五勞七傷

十全大補湯即朮本方合四物湯加黄芪肉桂治
男婦諸虛不足五勞七傷生
血氣補脾胃　又治肌肉消

肉極

瘦皮膚枯槁謂之肉極

又治一切血虛往來寒熱或
五心煩熱言語無力面色痿
黃頭目昏暈 又治言語顚
謬過非禮神氣致成虛損是謂[illegible]
呼吸少氣 又治思慮過度
嗜慾無節或病後精息失宜
成勞頭旋眼暈身疼腳弱心
怯氣短自汗盜汗或五心煩
熱或往來寒熱或骨蒸作熱
夜多惡夢晝少精神耳內蟬
鳴口苦無味飲食減少
又治瘀發汗過因而成瘧 又
治瘡家難身疼不可發汗發
則成痓 又治痢後氣血大

膈痛 勞瘵 經血(?) 瘡疱 潰斂(?) 瘡疥(?) 痘皮薄(?) 痘不起(?)

虚。又治胸膈痛横滿胸間
又治去血多而渇。又治勞
瘵久不差真氣以耗邪氣猶
存。又治脾胃虚弱氣不運
行以致經血不調。又治瘡
疱不作膿或熱而不潰者虚
也。又治瘡疱潰後寒氣襲
于瘡口不斂或下陷不斂。
又治瘡久血氣虚弱頭面腫
背背瘡疥。又治痘皮嫩薄
如濕温之狀或食少自利。
又治痘出已尽當起不起或
起不透此裏氣虚毒氣留伏
纏遏而不出必增煩躁腹滿

喘促或後負瘡毒急宜此救
裏又治痘形平陷色枯萎
又治痘起發遲頂平灰白去
地黃加木香又治痘如常
漿盛起殼中無水後必變癢
爛爲癰腫急宜服此去白芍
加牛蒡子連翹防風燒人屎
又治痘虛癢又治痘膿熟
潰爛又治痘後手足拘攣
屈伸不便去地黃茯苓加續
斷又治痘後并餘毒腰痛
出血月久不瘥又治婦人
下血崩漏不止當未行痘疹
宜用此大補氣血又治婦

痘時月水 | 孕婦痘 | 產后痘 | 泄瀉

子由痘止。當起發灌漿之時經水忽來，痘陷伏者。○又治孕婦痘甚時，忽臨正產者。

又治產後痘疹。

易簡胃風湯 即本方合四物湯去甘草地黄加桂

治大人小兒風冷乘虛客于腸胃，水穀不化，泄瀉注下，及腸胃濕毒，下如豆汁，或下瘀血者。

小青囊卷之一 終

小青囊卷二附方目錄

第二四物湯附方五十三

風濕六合加蒼朮防風

升麻六合加升麻連翹

大黃六合加大黃桃仁

人參六合加人參五味

厚朴六合加厚朴枳實

梔子六合加梔子黃芩

石膏六合加石膏知母

茯苓六合加茯苓澤瀉

琥珀六合加琥珀茯苓

膠艾六合加膠艾

附子六合加附子官桂

玄胡六合加玄胡川楝

黄芩六合 加黄芩白术

芍藥六合 倍芍藥加黄芪

香桂六合 加香附官桂

六合湯 加官桂蓬术

四物膠艾 加膠艾甘草

温六湯 加羌活

黄芪解肌 加人參黄芪甘草蒼术

保安湯 加砂仁甘草

六神湯 加地骨皮黄芪

茱萸四物 加茱萸

四物桔梗 加桔梗黄柏竹瀝姜汁

四物龍膽湯 加膽草防風防已羌活

四物玄明飲 加車前木通玄明粉

參术飲 加人參白术陳皮半夏

羌活龍膽湯 加羌活防風龍膽草防巳

地黃當歸湯 一名內補丸去川芎芍藥

君臣散 一名芎歸湯一名當歸湯一名佛手散一名琥珀散一名驗胎散即本方去地黃芍藥

羊肉湯 去地黃芍藥加羊肉

桂香散 去地黃芍藥加桂

靈華丹 去地黃芍藥當歸

四神湯 爲末名四神散去地黃加乾姜

金匱當歸 去地黃加黃芩白术

增損四物湯 去地黃加乾姜人參甘草

犀角地黃 去芎歸加犀角牡丹皮

八珍湯 合四君子

三和湯 合凉膈散

玉燭散 合調胃承氣湯

柴胡四物湯 合小柴胡

解毒四物湯 合黃連解毒

茯苓補心 合參蘇飲

十全大補 合四君加黃芪桂

治血之總司婦人之要藥

小青囊名卷之二

秣陵永如生良璨王卿氏編次

涇川　完素楊文見　助梓

第二四物湯

本方加減湯名四十八方和合湯名七方共計五十二方附于后

四物湯方

當歸（君）之　和血歸經，如血刺痛，非此不除，通腎經。湯液本草云：治上酒浸，治外酒洗，痰以姜汁透，與菖蒲、海藻相反。

芍藥（臣）　涼血補脾，如腹中虛痛，非此不除，通脾經。產後不可用，白芍以其酸寒能伐生發之氣故也。如用之，則以酒、童便浸制炒，去其酸之性，但存生血之能，無妨。又云：虛寒人禁之。

地黃（佐）　生者生血寧心，熟者補血滋腎，如臍下痛

非此不除通心腎二經湯
液本草云治外治王酒制痰
以姜汁制忌銅鉄及蘿蔔犯
之男子損榮女子損衛白人
髭
髮

川芎 使

行血通肝治風泄也如血虚頭痛非此不除通肝經丹溪曰久服致人暴亡不可單用之則走散真氣既被他藥佐之亦不可久服中病便已

右各等分每服六錢水一鍾
半煎八分去滓溫服若婦人
常服　春脉弦頭痛加防風
倍川芎　夏脉洪飧泄加黃
芩倍白芍　秋脉沉濇血虚
加天門冬倍地黃　冬脉沉
寒而不食加桂枝倍當歸
經水不及期來者血熱也丹溪

曰加黃連忌豬肉食之漏精

又曰氣血俱熱也宜凉氣血

去川芎加柴胡主血主氣黃芩香

附血中之氣藥

經水過期

經水過期而來者血虛也丹溪

曰宜補加黃芪補血主月候不調升

麻陳皮

經水紫黑

經水過期紫黑有塊血熱也作

痛丹溪曰加香附黃連柴胡

象曰產前產後必用之藥

經水色淡

經水過期色淡者丹溪曰痰多

也去白芍地黃加二陳湯

經水不調腹痛

經水不調心腹疞音朽急痛也痛去

白芍地黃

經水色淡　經水將來作痛　經來時肚痛　經欲行臍腹絞痛

經水不調淡白色宜補氣血丹溪曰去川芎走散瀉氣加人參補氣脈通血黃耆補氣血調月水香附兼腹痛加阿膠主心腹痛補血益氣艾止腹痛玄胡治小腹痛調月水不行

經水將來作痛血實也一云氣滯丹溪曰加桃仁苦能泄滯血甘能生新血又去血中之熱紅花與當歸同用則和血香附

經水來時肚痛丹溪曰加陳皮玄胡牡丹皮通月經忌蒜甘草利氣血痛甚者豆淋酒調中下氣止痛緩者童便煮砂仁條芩末爲丸

經水欲行臍腹絞痛血澁也加

經水臨行腰腹

經行腹腰背痛

經水少

玄胡 檳榔破滯血積聚 苦楝炒焦主上下腹痛 木香治中下焦氣結滯須用檳榔爲使丹溪曰行肝經氣

經水臨行腰疼腹痛乃血滯有瘀血 丹溪曰加桃仁 紅花主腹中血氣刺痛破留血 莪朮主心腹痛氣通月水消瘀血治婦人血黑破氣中之血雖爲泄劑亦能益血 玄胡 香附 木香 發熱醋炒用

加黃芩 柴胡

經行腹痛腰背痛加芸薹破結血之病 牛膝主腰脊痛通月水 紅花血結益精忌牛肉 呉茱萸主腹內絞痛 茴香通月水 艸章主腰痛 燈心 銀器煎服

經水少而色和者倍熟地黃當

同色淡

經水數少

經水微少

經水適來適斷

歸

經水少而色淡者加紅花（益血　益色）

經水數少或脹或痛四肢疼痛（者）加玄胡、沒藥（破血　止痛）、白芷（主月水閉）

共爲末淡醋湯下

經水微少漸漸不通手足頭疼

漸瘦生潮熱脉微數去地黃

川芎加澤蘭葉三倍（養血氣　治産前）

（産後百病　女人勞瘦）甘草半分

經水適來適斷或有往來寒熱

先服小柴胡湯去寒熱後以

本方和之　如寒熱不退勿

服本方是謂變證表邪猶有

不能治也

經水將下

經水將加黃芩若腹痛加黃連夏月不去黃芩（歟謂恭 下乃血 熱所致熱則流通義也故加黃芩黃連之苦寒以消熱使血得經而不妄行也）

經水過多

經水過多別無餘證加黃芩白术（名黃芩六合湯）丹溪曰加參术帶痰加南星半夏又曰去熱地黃加生地黃

經水淋瀝

經水淋瀝不斷加蓮房（蓮能止血房主）

（腹痛 血脹）

經水如黑豆汁加芩連熱甚也

月水頻併

氣衝經脈月事頻併臍下多痛倍白芍加黃著（正腹痛月候不調）

經水過後作痛氣血俱虛（宜）丹

溪曰虚中有熱合用四君子湯

經枯　經枯經閉加桃仁紅花

經閉　經閉加枳殻大黄（下血閉老血開結通經）

○荊芥（下瘀血通血脉）黄芩（下血閉爲大黄使）

青皮　滑石（逐凝血）木通（破血閉經不通）

瞿麥子（下閉血通腎氣治月水不調以八月采殻）

海金沙　山梔（治血滯）車前子（葉及根主瘀血下血下氣）

陰虚經不通　陰虚血脉久不通小便澁身體

疼痛　丹溪曰加蒼术（治腰膝及五労七傷）牛膝（通月水血結益精）陳皮　生

甘草（通經脉利血氣）肉桂去蒼木

通（調水）紅花[illegible]實

經不通

經水不通發言。牛根破血行血生
膝紅花蘇木調月水破死血舊酒
同煎。

血崩

血崩、黑成塊者熟地加黃連。
血崩太多、生地蒲黃主崩中不止、消瘀血、止血
消瘀生用、補血止血炒用、黃芩阿膠艾主漏血
血崩加黃芩阿膠艾名奇效四物湯
血崩　丹溪先以白芷湯調
百草霜棕灰治其標、次四物
湯加乾姜調理。
血藏虛冷崩中去血過多加阿
膠艾。
血崩淋瀝不斷、木方四兩加炮

附子一個赤石脂一兩主崩中漏下可以去脫石脂為收斂之劑其酸為陽中之陰固脫

漏下乃熱而虛。丹溪曰加黃連崩漏加人參二錢吳茱萸一錢姜棗煎服

血崩氣血虛加參耆

一注崩秘血加百草霜棕灰首飾炒蒲黃龍骨白姜

白帶加肉桂蒲黃治帶下止澀納炒用百草霜甘草黑豆白朮玄胡白姜　骨炒空心鹽湯調下

赤白帶下。不方四兩加香附官桂各半小茴香小茴炒

帶下及也分　老本地榆上赤下帶

下之

胎動下血　胎動不安下血不止頭痛寒熱
耳鳴氣虛勞傷所致加黃芪
艾　必炒生地赤芍生姜
胎動下血　胎動　佐女下血不止加艾阿膠
黃芪蒲黃血痢一方加葱
安胎及漏胎下血加阿膠艾葉甘
草炒蒲黃
子煩　妊娠心腹煩躁而悶亂者子煩
也熱也加竹茹
惡阻　妊娠惡心而阻隔飲食生寒熱
面黃肉煮名惡阻發疾加陳
皮茯苓甘草枳殼白朮
胎漏　胎動漏血不止名爲漏胎加黃芪

側栢　阿膠　甘草　續斷
妊娠小腸氣痛加木香　茴香
妊娠咳嗽加枳殼　甘草　款冬花
知母　馬兜鈴　半夏　木通　葶藶
人參　桔梗　麦門冬
胎氣衝肝脚痺行步難加枳殼
木通　甘草　連翹　荊芥　羌活　獨
活　山梔　燈心　空心服
臨產小腹緊痛加紅花　滑石　甘
草　燈心　葵花子
妊娠　本方合調胃承氣湯
名玉燭散
妊娠轉胞加參朮　陳皮　半夏　參
飲

常傷寒……也

妊娠常服（常服全安）黄芩　白朮

乃養血清熱之劑也瘦

人血少有熱胎動不安素慣

半產者皆宜服之以清其源而無

後患也

妊娠傷寒中風表虛自汗頭痛

項強身熱惡風脈浮而弱太

陽經病本方四兩加桂枝地

骨皮各七錢（名表虛六合湯）

妊娠傷寒頭痛身熱無汗脈緊

太陽經病本方四兩加麻黄

細辛各半兩（名表實六合湯）

妊娠傷風自汗加人參黄耆各

术芩湯（名黄耆解肌湯）

妊娠傷寒中風湿

妊娠傷寒中風濕之氣肢節煩痛脉浮而熱頭痛者太陽標病也本方四両加防風蒼术各七錢（名風濕六合湯）

妊娠傷寒下後發斑

妊娠傷寒下後過經不愈温毒發斑如錦紋者本方四両加升麻連軺各七錢（名升麻六合湯）

妊娠傷寒脇痛

妊娠傷寒胸脇滿痛而脉弦少陽也本方四両加柴胡黄芩各七錢（名柴胡六合湯）

妊娠傷寒大便小便赤

妊娠傷寒大便鞕小便赤氣滿而脉沈数陽明太陽病也急下之　大

妊娠傷寒下後咳嗽　妊娠傷寒下後脹　妊娠傷寒汗下不眠　妊娠傷寒大渴

黃[illegible]六合湯

妊娠傷寒下後咳嗽不止方

四乙卯人參五味各五錢名人

參六合湯

妊娠傷寒下後虛痞脹滿者陽

明本虛本方四兩加厚朴枳

實各五錢名厚朴六合湯

妊娠傷寒汗下不得眠者本方

四兩加梔子黃芩各五錢名梔

子六合湯

妊娠傷寒大渴蒸蒸而煩脉大

而長本方四兩加石膏知母

各五錢名石膏六合湯

妊娠傷寒小便不利 | 妊娠傷寒小便不利太陽本病
本方四两加茯苓沢瀉各五
銭（名茯苓六合湯）

妊娠傷寒小便赤 | 妊娠傷寒小便赤如血者太陽
本病本方四两加琥珀茯苓
各五銭（名琥珀六合湯）

妊娠傷寒汗下後血痛 | 妊娠傷寒汗下後血痛不止胎
氣損動者本方四两加阿膠
艾各五銭（名膠艾六合湯）

妊娠傷寒四肢拘急腹痛 | 妊娠及四肢拘急身涼微汗
腹中痛脈沉而遅少陰病也
本方四两加附子桂各五銭
（名附子六合湯）

妊娠傷寒 | 妊娠傷寒
小柴

下少米方四肉中生地入黄
潤燥各五錢太煎四物湯
產後腹脹加枳殼肉桂各二錢
產後惡露腹痛不止加桃仁蘇
木牛膝
產後用力大過陰門突出加龍
骨末少許前服空心進二服麻
油和物蓮洗
產後傷風頭痛加大方四兩加石
膏一兩甘草半兩
產後虛勞日久而脈浮疾加大方
合小柴胡湯名柴胡四物湯
產後寒熱往來加大方四兩加柴
胡黃芩門冬各半兩

產後煩

產後煩乱加茯神遠志

產後痢

產後血痢腹痛加槐花黄連罌粟殼

產後驚敗血積滞

產後被驚氣滞種種積滞敗血一月內惡物微少敗血作病或脹或痛胸膈痞悶或發寒熱四肢疼痛加玄胡没藥白芷（破宿血生新血）等分為細末淡醋湯下（或童便酒下）

產後風百節痛

若血風於產後乘虛發作或產後傷風頭痛發熱百節痛加荊芥（主風）天麻香附石膏藿香

產後血衝

產後敗血衝心加地骨皮羌活

産後潮熱加白朮柴胡甘草陳
皮牡丹皮地骨皮二皮俱主寒熱
産後腹痛堪攻腹加艾止腹痛沒
藥好酒
産後病眼加北細辛併決明共疏目石
決明主青盲赤白翳菊花並明目草決明木
賊並明目除膜羌活明目荊芥甘草
産後浮腫氣急腹大喉中雞声聲
加牡丹破血荊芥破瘀血下瘀血桑
白朮利腰臍血桑白皮下水赤小
豆木香散惡血桂皮不入心肩膝痛大腹皮杏
仁羊躑躅鹿角肥飲上急主肺氣薄荷
破瘀血主心腹脹痛下上氣
産後不語失音加訶子人參沙

蜜百苦煎

産後欲推陳致新補血海治諸疾加生姜

血塊

血積塊痛加莪朮(破積醋炒用)三稜(主老癖癥瘕積結塊婦人血脉不調心腹刺痛炎炮用)官桂乾漆(消瘀血痞結痛瘕)丹溪曰性急而能飛補用為去積滯之藥積去後補性内行人所不知也

腸風

腸風下血加槐角槐花(主五痔腸風下血)枳殼(治大腸風)荊芥(治風止血)黄芩大腹皮地楡(止下部血)石楠葉(遂風)白雞冠花(止腸風血炒用)為末煎服一半為細末臨湯陳酒調下

[illegible]

大便血先血後糞爲血來近肛

大腸來加槐花枳殼砂仁實條

芩以瀉大腸之火

大便血先糞後血爲血來遠肛

小腸來加木通梔子黃連以

瀉小腸之火

[illegible]

大便後血有熱有虛熱加條芩

梔子秦艽虛加乾薑阿膠升

麻

大便下血不分問糞前糞後出血

腹脹臟腑蘊積濕熱及腸胃

有風加地榆炒蒲黃炒烏梅

子炒黃芩黃連炒側柏葉阿膠

槐角槐花荊芥穗陳皮枳殼

漏蘆

便血

便血有風邪下陷者蓋風傷肝肝主血故也宜升提加防風荊芥升麻柴胡秦艽槐花條芩地楡枳殼

溺血

小便血出於溺竅中澁數盛淋作痛或雜尿而出者此膀胱火盛也加山梔瞿麥牛膝滑石之類以瀉膀胱之火

小便血出不痛此心移熱于小腸故血從精竅中出也加條芩黃連山梔以瀉本經之火

吐血先吐紅後見痰嗽多見陰虛火動痰不下降丹溪曰四

物湯爲主，兼以燎火藥大崩
吐痰火載血上，錯經妄行，炒
山梔、童便、薑汁、竹瀝、[illegible]

【血】
吐血 恭吐痰成塊，刲走[illegible]傷血，
結于胸中，吐出方好，加減
藥
吐血 嘔血，此胃火也，加石膏、知
母
唾血 血隨唾而出也 咯血 咯出血絲同也，痰
及潮熱咳血從肺中來，地加鹽
酒炒梔柏，更加肉桂

【衄】
衄 吐咳血及痰中血絲，皆是肺
經火盛，加酒黃芩、茅花、黃連、犀
角

衄吐血加竹青炒蒲黄藕
節半夏丁香訶子桂子桂花
紅麥飛羅麪茅根蚌粉丹溪曰湿
中之火是
寒剤也
陰虛咳嗽吐血者加黄栢知母
地骨皮桑白皮人参五味麥
冬

嗽

午後咳嗽属陰虛加黄栢知母
令二陳湯順而下之
好色之人元氣虛弱咳嗽不已
成労者加竹瀝姜汁

労

労極傷肺咳嗽喘促衄血嗽血
皮膚枯燥鼻塞声重時吐痰
沫脉微虛而濇加沙参麥冬

五味知母貝母桔梗桑白皮
地骨皮款冬花紫菀馬兜鈴
百合百部入童便竹瀝姜汁
韭汁。
劳極傷腎足脛痠疼腰背拘急
遺精白濁面色黧黑耳輪焦
枯脉沉細者加知母黄栢五
味天冬麥冬澤瀉杜仲肉桂
入童便竹瀝韭汁
劳極傷肝脚痛目赤面青頰赤
多怒虛陽不斂夢與鬼交甚
則卵縮筋急脉弦而數加竹
茹草龍膽柴胡黄芩竹葉青
皮

三消　上消丹溪曰消者多属血不生
津液宜四物湯加人参五味
麥冬天花粉煎入生藕汁生
地黄汁人乳飲酒人入生葛
汁

消　中消加知母石膏滑石寒水石
以降胃火

下消加黄柏知母熟地黄五味
子以滋腎水當飲繰絲湯

瘦　血虚瘦加蒼术黄柏呑補陰丸

頭痛　瘦人頭痛丹溪曰是熱與血虚
也加酒芩防風

嗝　嗝噎加竹瀝姜汁韭汁童便牛
羊乳

瘧疾夜發爲陰中陰宜補血男
所不方合小柴胡湯七加青
皮蓍夏棗煎於未發前一二時毎
日一劑
婦人久瘧合小柴胡湯服
熱從脚下起入腹者虛之極也
蓋相火起於九泉之下此病
十不救一加降火藥服以附
子末津調貼湧泉穴引火下
行（在足心陷中屈足卷指宛宛中一名地衝）
中風半身不遂者加桃仁紅花
竹瀝薑汁瘦人半身不遂乃
陰虛火熱加竹瀝薑汁
傷寒下多亡陰而病加人參茯苓白

朮升麻柴胡必佐陳皮枳殼

虛 下元虛加乾姜茸艸

秘 老人風秘加青皮

皮膚皴揭折裂血出大痛或肌膚燥痒皆火爍肺金燥之甚也丹溪曰去川芎加麥冬人參天花粉黃栢五味子

氣血不調加呉茱萸茸草

氣血不足肌體煩熱四肢倦急不進飲食加地骨皮黃耆（名六神湯）

氣虛弱起則無力雖然而倒加厚朴陳皮（名氣虛六合湯）

血弱生風四肢痺痛行步艱難

加引香附[illegible]
五靈脂茯苓羌活獨活防風荊芥
南星白附子澤蘭殭蠶丸木
瓜鹽湯下
血虛心腹疠痛去地黃加乾姜
肺系湯門
四肢　虛證四肢黃加甘草牡丹皮柴
澤蘭白薇蒼朮桂心茴香茯苓丸
淡鹽湯或溫酒下
口渴　血熱相搏舌乾口渴加天花粉
麥門冬
虛汗　虛汗加麻黃根汗多者加浮小
麥
虛渴　虛渴加人參乾葛烏梅天花粉

虛寒脉微自汗氣雖布息消便
不自調加干姜附子名虛寒六合湯

虛寒滑泄加官桂附子

臍中虛冷腹痛腰脊痛加玄胡
川楝炒茠炒止腸風血炒用爲末煎服一
半爲細末鹽湯陳酒調下

大渴飲水加石膏知母三王消渴
熱中

大便下血四肢寒膨脹及腸胃
有風加槐花枳殼漏臚治腸風血
荊芥木香白雞冠花止腸風血朮
通紅內消紫草石榴皮陳皮

老人風秘　下元虚　虚寒潮熱

黄芩甘艸荊芥桔梗角

老人風秘加青皮

下元虚加干姜甘艸

虚寒潮熱加柴胡地骨皮白朮

茯苓甘草秦艽熱王瓜寒知母有汗王瓜

汗骨蒸熱黄芩麥芽貝母人参烏

梅棗

潮熱

潮熱加前胡乾葛黄芩人参柴

胡地骨皮

寒熱

寒熱往来加炮干姜牡丹皮若

平常些少虚眩肢體瘦倦月

信不調寒熱者只加生姜薄

荷

骨蒸

骨蒸労熱加地骨皮知母柴胡

黄芩一方牡丹皮

虛熱 虛熱只渴加麥門冬黄芩

氣弱咳嗽 虛勞氣弱咳嗽喘滿加厚朴枳

實

不眠 發熱心煩不得眠加黄連梔子

名熱六合湯

勞倦 渾身勞倦本方爲末炒姜陳酒

靑蒿鹽和調下

咳嗽 咳嗽加桑白皮半夏人參生姜

五味子甘草

氣血滯腹痛 氣血滯腹內刺痛加桂

氣血衝心腹痛 氣血上衝心腹脇下滿悶加木

香檳榔名氣六合湯

心腹滿脹 心腹滿脹加枳殼青皮又云本

方為末炒姜酒下

兩脇築痛　血風兩脇築痛或盤腸成瘕加
大黃莪朮乳香

腹脹　血風腹脹加甘草木香枳殼烏
[illegible]莪[illegible]紫蘇藿香

血風勞　血風勞加荊芥柴胡

勞嗽　風勞咳嗽加款冬花知母阿膠
半夏麻黃甘草馬兜鈴黃芩
杏仁柴胡干姜訶子烏梅

腰痛　風病血脈壅症加蔘花羌活名風湯下

身重　中濕身重無力身寒微汗加白
朮茯苓名濕湯

中濕　諸腑痛有濕者加白朮相半天麻
茯苓芎山甲酒煎

【筋骨痛】筋骨肢節痛及頭痛脉弦憎寒
如瘧加羌活防風（治風六合湯）或
加藁本細辛（赤治損傷血気桑盧而暈者）
【脚腫】脚腫加大腹皮赤小豆茯苓皮
姜皮
【嘔吐】嘔吐不止加藿香白朮人参
嘔逆飲食不下加白朮丁香甘
艸人参砂仁益智胡椒
【暴瞖】眼暴赤作瞖痛加防風防已（酒洗）
羌活龍膽艸
【赤眼頭風】赤眼頭風加薄荷清茶
【赤眼】赤眼生風加黄芩防風
【瘠瘍】瘠瘍脉濇而熱或午後熱依本
方

痘瘡太赤根下皮色通紅此血熱而氣不能管束也後必起發太驟皮嫩易破癢塌而不可救宜解血分之熱加升麻地骨皮紅花紫草

痘瘡枯燥長尖不光澤此氣至而血不營也加人參麥門冬

痘色紅紫者血熱也加紅花地骨皮牡丹皮

痘色紅紫擦腫若血熱也合消毒飲加紅花（消毒飲方牛蒡 連翹甘草荊芥升麻 川芷根 紫桔梗）

風瘡赤腫加荊芥牛蒡何首烏甘草防風羌活臨酒下

乳癰　乳癰加連軺山慈菰紅内消白芷荊芥牛膝蜈蚣乳香没薬漏蘆

四肢腫　四肢腫痛不能挙加蒼朮

附本方加減湯名治病

虚労　四物二連湯 即本方加黄連胡黄連

治男女或因傷酒或産後去血或虚労五心煩熱

[illegible]　四物大黄湯 即本方加大黄

治妊娠傷寒発出汗後

血崩　奇効四物湯 即本方加阿膠艾葉黄芩

治血崩

眩暈　風六合湯 即本方加秦艽羗活

治風虚眩暈

又風六合湯 即本方加防風、羌活，或加藁本、細辛

治筋骨肢節及頭痛，脉弦，憎寒如瘧。又治損傷血氣，乘虛而暈者。

虛寒六合湯 即本方加乾薑、附子

治虛寒脉微，自汗，氣難布息，溲便不自調。

濕六合湯 即本方加白术、茯苓

治中濕身重無力，身涼微汗。

熱六合湯 即本方加黃連、梔子

治發熱心煩，不得眠。

氣六合湯 即本方加木香、檳榔

治氣血上衝，心腹脅下滿悶。

氣虛六合湯 即本方加桂枝、地骨皮。以下十二

六合湯

治病俱見本方妊娠傷寒條內

風濕六合湯　即本方加蒼朮防風

升麻六合湯　即本方加升麻連翹

大黃六合湯　即本方加大黃桃仁

人參六合湯　即本方加人參五味子

厚朴六合湯　即本方加厚朴枳實

梔子六合湯　即本方加梔子黃芩

石膏六合湯　即本方加石膏知母

茯苓六合湯　即本方加茯苓澤瀉

琥珀六合湯　即本方加琥珀茯苓

膠艾六合湯　即本方加阿膠艾

附子六合湯　即本方加附子官桂

玄胡六合湯　即本方加玄胡索川楝子
治小腹痛及臍中虛冷腹痛腰脊間痛
黃芩六合湯　即本方加黃芩白朮
治經水過多
芍藥六合湯　即本方倍白芍加黃芪
治氣衝經脈月事頻併臍下痛
香桂六合湯　即本方加香附肉桂
治赤白帶下
六合湯　即本方加官桂蓬朮
治經事不行腹中結塊痛腰腿重痛
四物膠艾湯　即本方加阿膠艾甘草

[illegible]　傷風自汗　肌體煩熱倦劳

治胎漏血崩

温六湯 即本方加蒼朮 加白朮茯苓　一方 海藏

改正上五味 与芩朮相拌

治諸痛有神

黄耆解肌湯 即本方加人参 黄耆甘草蒼朮

治妊娠傷風自汗

保安湯 即本方加砂仁甘草 各半分 保安肺気

六神湯 即本方加地骨皮黄芪

治氣血不足肌體煩熱四肢

倦怠不進飲食

茱萸四物湯 即本方加呉茱萸

治血崩吐酸水升溢白尺

吐以酸寄屬于熱必用呉茱萸

順其性而折之

四物桔梗湯（即本方加桔梗 貝母竹瀝薑汁）
治乾咳嗽　乾咳嗽者有無痰
有声者是也此證本于氣滯滯
欝者連嗽十數声方有痰出
澀性者雖嗽十數声亦無痰
也故乾咳嗽難治係火欝之
甚乃痰欝火邪在肺中必用
桔梗以開其火下且補陰降
火不已則成勞

四物龍膽湯（即本方加羌活龍膽草 防風防己）
治目痛暴作赤腫

四物玄明散（即本方加車前子 木通煎調玄明粉）
一二三錢　空心服
治尿血須與服半一蓋前剤

轉胞　目赤痛　補血疼痛　大便燥　虚頭痛暈

即止。便血不痛為尿血。
參术飲 即本方加人參白术陳皮半夏。
治妊娠轉胞。
羌活龍膽湯 即本方加羌活防風龍膽草防巳。
治目赤暴發雲翳疼痛。
地黄當歸湯 一名益母丹一名八内補丸一名當歸地黄丸即本方去川芎芍藥。
治胎痛。又補血養胎。与枳殼散間服。益枳殼散破氣有餘。本方補血不足。又治大便燥久虚亡血。
君臣散 一名萬戸君臣散一名芎歸湯一名當歸湯一名佛手散一名琥珀散一名[illegible]散即本方去地黄芍藥。
治月水不調心腹疞痛。又

治血虛頭痛又治產後并一切去血過多煩暈

補 羊肉湯 即本方去地黃芍藥加精羊肉一兩生薑十片

治虛損羸乏腹中疼痛往來寒熱呼吸少氣不能支持頭眩自汗

桂香湯 即本方去地黃芍藥加桂酒小便煎

治產後腹痛

驗胎 靈苑丹 即本方去地黃當歸芍藥單用則川芎爲末艾湯調服驗胎

四神湯 本方去地黃加乾薑爲末酒調名四神散即

治血虛心腹疞痛又治產後瘀血不消積聚成塊心腹痛

産後寒熱

金匱當歸散（清熱安胎）即本方去地黄加黄芩白朮　養血

增損四物湯　即本方去地黄加乾薑人參甘草

治産後陰陽不和乍寒乍熱如有惡露未盡停滯胞絡亦能令人寒熱但小腹急痛為異

脇痛

又治血氣不足四肢怠惰乏力少氣痛　載元禮曰脇痛與心痛不同心痛則在岐骨陷處本非心痛乃心支別絡痛耳脇痛則痛橫滿胸間比之心痛為輕諸方称為嘈雜煩躁忪悸痰飲證也用五苓

散利心小腸之熱惡非
不若用此湯去桂生血而益
其陰此亦因水制火之義
又治去血過多而渴 又治　渴
諸病詳見四君子湯後
犀角地黄湯（即本方去芎歸加犀角牡丹皮）　衄
治傷寒陽明病口燥漱水不
欲嚥者必衄血服之 又治
衄血脉滑數 又治衄而頭
汗出或身上有汗不止足者
乃進治加京墨三匙 又治　吐血
傷寒吐血 又治傷寒及溫
疫應發而不發內有瘀血吐
衄面黄大便黒者 又治風　陽明

心熱發狂

經不通白帶

經不[illegible]

熱太甚眼目赤腫喉閉口瘡丹毒　又治虛勞火動吐衄又治熱移於肺咳嗽吐血又治心經邪熱及言語蹇澁發狂心惕恍惚惑忘

附本方合和湯名治病

八珍湯即本方合四君子湯治氣血兩虛

三和湯即本方合京膈散治經水不通

玉燭散即本方合調胃承氣湯治赤白帶　又治月水不通又治妊娠瘧疾　又治產後惡露不盡臍腹疼痛時發潮

熱　又治燥結　又治癥瘕

又治便癰

柴胡四物湯即本方合小柴胡湯

治女人日久虛勞微有寒熱

脉沉而扎

崩漏

解毒四物湯即本方合黃連解毒湯

治經水不住或如豆汁五色

相雜面色痿黃臍腹刺痛寒

熱往來崩漏不止

虛熱

茯苓補心湯即本方合參蘇飲

治虛熱

氣血

十全大補湯即本方合四君子湯加肉桂黃芪

治法王四君子湯後附方參

看

小青囊湯名卷五終

小青囊卷三附方目錄

第三 二陳湯 附方三十二

枳桔二陳湯 二陳加枳實桔梗

枳縮二陳湯 二陳加枳實縮砂

倍朮二陳湯 二陳湯加白朮

黃芩二陳湯 二陳加黃芩

竹茹二陳湯 二陳加竹茹

二朮二陳 二陳加蒼朮·白朮

加味二陳 二陳加枳殼蒼朮姜黃

二陳木通 二陳加木通滑石人參芦

桂附二陳 二陳加官桂附子

加味茯苓 二陳加人參益智香附

麥冬二陳 二陳加麥冬白术當歸黃芩

白龍湯 去陳皮甘草加礬

香橘湯 去茯苓加炒香附

二賢湯 去茯苓半夏加食鹽

半夏湯 去茯苓甘草加桔梗枳实

芩連二陳 二陳加黃芩黃連

導痰湯 二陳加枳殼南星

溫膽湯 二陳加枳實竹茹生姜

滌痰湯 二陳加枳殼桔梗南星竹茹人參石菖蒲

香橘飲 二陳加木香砂仁白术

消暑丹 二陳加橘紅

黃連消暑丸 去橘紅加黃連

大半夏茯苓湯 二陳去甘草

橘皮茯苓湯 二陳去半夏

茯苓半夏湯 一名小半夏湯，一名小半夏茯苓湯，二陳去甘草橘紅

橘皮半夏湯 二陳去茯苓甘草

潤下丸 二陳去茯苓半夏

桔梗半夏湯 去茯苓甘草加桔梗

千緡湯 去橘紅茯苓加皂角一寸

白朮湯 去橘紅加白朮檳榔木香

清氣化痰丸 本方合涼膈散

藿香養胃湯 合平胃散去茯苓加藿香

八解散 合平胃散與四君子去蒼朮加藿香

第四越鞠丸附方五

食欝越鞠丸越鞠加山查砂仁

茭山五欝湯去蒼术加青皮甘草

痰火越鞠丸加海石南星瓜蔞青黛

火欝越鞠丸加青黛

六欝湯合二陳湯加砂仁

第五小續命湯附方十

麻黄續命湯倍麻黄防風杏仁

桂枝續命湯倍桂枝芍藥杏仁

白虎續命湯合白虎湯

葛根續命湯加葛根倍桂枝黄芩

附子續命湯倍附子加乾姜甘草

桂附續命湯節附子桂枝甘草

羗活連軺續命湯加羗活連軺

獨活續命湯加独活全蝎白花蛇肉

白花續命湯加独活全蝎白花蛇肉殭蠶白术赤箭藁本半夏天麻茯苓細辛去芎藭防巳杏仁

大續命湯去芎藭人參防巳加石膏當歸竹瀝

第六愈風湯

第七九味羗活湯附方三

加減冲和湯去蒼术細辛加白术黄芪

神术湯加石膏知母

羗活地黄各半湯九味羗活與地黄等分

第八參蘇飲　附方一

茯苓補心湯　本方三两合四物湯二两

小青囊湯名卷之三

秣陵末初王良璨玉卿氏編次

涇川　完素楊文見　助梓

第三　二陳湯　本方加減湯名三十方　合和湯名三十一方　共計[illegible]方　附[illegible]二十一方

一　二陳湯方　半夏陳皮貴乎陳久　[illegible]

半夏　薑製五兩　除痰[illegible]血[illegible]嘔[illegible]血[illegible]及[illegible]

津液　忌羊肉　[illegible]用

陳皮　去白五兩　消痰[illegible]利氣　則補[illegible]肺[illegible]

脾則　瀉肺

白茯苓　去皮三兩　降氣滲濕　補心[illegible]

甘草　炙一兩五錢　益脾和中　[illegible]

入[illegible]病不除[illegible]

右每服四錢，水一盞，生薑七片

片、烏梅去核、茶一箇，下氣去痰煎六分熱服。吳山甫曰：濕痰爲患，此方主之。夫痰原於濕也，水飲入胃，無非濕化，脾弱不能運制，停於膈間，中下二焦之氣熏蒸稠粘，稀則曰飲，稠則曰痰，痰生於濕，故用半夏辛熱以燥濕，茯苓甘淡以滲濕，濕去則痰無由以生；陳皮辛溫以利氣，甘草甘平以益脾，益脾則土足以制濕，利氣則痰無能留滯，益脾治其本，利氣治其標也。

若中風風盛痰壅，既用稀涎等藥開其氣道，續以此方主之。

寒痰

若寒痰加附子、乾薑。

寒痰清色，痞塞胸中，倍半夏，甚者加麻黃、細辛。溫中下氣，治嗽，最能除痰。忌生冷。烏頭消胸中冷痰。

熱痰

熱痰黑色，加芩、連、山梔。

因火逆上有痰，降火宜先加白
术、枳實、石膏、黃芩、黃連。
堅　瘕聚僻積，火動痰堅，非利以消之。
頑痰加枳殼、南星、半夏、蒼朮、桔梗，
風　風痰加枳殼、南星、牙皂、羌活、白
附子、天麻、殭蠶、瓜蔞、石菖蒲，
更加竹瀝，氣實者加荊瀝，俱
濕　用薑汁。
濕痰自宜加蒼朮、白朮、羌活、炒芩，
至沖乾葛、白鮮、頭痛，腹痛，痰多，軟弱。
燥　燥痰加瓜蔞、黃芩、杏仁。
老　老痰加海石、朴硝、半夏、瓜蔞、香附，
附連翹。又云枳殼、枳實、貝母、
汁浸皮炒粉之類。又云五倍子。

倍子佐他藥大治頑痰宜作丸服

鬱痰　鬱痰加枳殼香附

食積痰　食積痰加麴蘗山查炒黃連枳實以消之甚者必用攻之

血虛者以補血藥送下中焦有痰者食積也

血虛有痰　血虛有痰者加天冬知母瓜蔞仁香附竹瀝薑

血滯有痰　脾虛有痰　血滯有痰加黃芩白芍桑白皮

脾虛有痰宜補中虛以運痰降下加白朮神麴麥芽兼用升麻提起

嘈雜　嘈雜加黃連梔子

嘔吐 痰厥 痰飲凝結

嘔吐胃中有熱膈上有痰加黃

連梔子生薑

痰厥頭疼加半夏

痰飲凝結如病人目睛微定暫

時轉動目如炭烟色昔肥人

痰喘嗽轉側半難臂痛痰也

在上部寸口脉浮滑在中部

右關脉滑大在下部只脉洪

滑　或在心包寒熱胸滿氣

促口無倫語如見鬼狀叫痰

結也以上病俱加蘓子枳實

芩連瓜蔞仁貝母桔梗山梔

前胡去甘草薑汁調辰砂温

服

凡爲喘、爲咳、爲嘔、爲泄、爲眩暈、心嘈、怔忡、驚悸、爲寒熱痛腫、爲痞膈、爲壅閉、或胸脇間轆轆有聲、或背心一片常如氷冷、藏元禮曰、皆痰飲所致也、而如氷之壅有游濁臭穢、故善治痰者、不治痰而治氣、氣順則一身之津液亦隨氣而順矣、宜本方加南星枳殼名導痰湯合穪子降氣湯

有欬吐痰與食俱出者、此飲食失節、致肝氣不利、而肺又有客邪、肝濁道肺清道、濁相

于暑有加木香杏仁細辛枳殼
各五分（戴元禮論）
熱痰而呃戴曰去半夏橘紅加
竹茹如錢大
平居皆無他事只有痰數口或
清或堅戴元禮曰去橘紅半
草
痰飮流入四肢令人肩背酸疼
兩手軟痺醫誤以爲風則非
其治戴元禮曰加南星枳殼
木香薑黃各五分
痰飮成心痛脈亂加南星枳殼
酸棗仁
痰飮頭風氣不順作痰上攻頭痛

肝瘦　心瘦　痰淫　痰作頭痛　脈咳

發作無時依本方
肝經停飲發則眉稜骨痛眼不可開晝靜夜劇以本方下青州白丸子
心瘦有痰飲所致俗名飲瘦有胃口有熱食易消故瘦素問謂之食瘦亦類消中之狀又俗名肚瘦服本方（載元禮論）
痰氣加黄連（或芃橘紅芐草加枳實）
痰涎壅盛而膈痛載元禮曰去橘紅芐草加枳實一錢
痰作頭痛嘔吐痰多者載元禮曰加南星枳殼川芎
凡諸嗽未辨內外所感載元禮

曰加杏仁五味人參各五分

痰飲　痰疾不問已發未發嘔吐痰食俱出者截元禮曰加草菓丸分

鬱悶　因七氣所傷結滞成痰痞塞満悶截元禮曰加枳殻南星木香

寒嘔　寒嘔中脘停寒飲食喜辛熱物入口即吐截元禮曰加丁香十粒

熱嘔　熱嘔截曰加黄連

氣嘔　氣嘔胸満膈脹關格不通不食常飽食則常氣逆而吐截元禮曰此因盛怒中飲食然加

枳實木香各五分

惡心

惡心乾嘔欲吐不吐心下映漾
人如畏船載元禮曰去芎草
或更去橘紅

翻胃

翻胃載元禮曰多為冷氣所搭
加丁香十粒枳殼五分

吐瀉

吐瀉及痢疾或腹冷痛進熱劑
太驟以致嘔逆載元禮曰加
砂仁白豆蔻各五分甚則入
沉香少許

嘔

無病偶然致嘔吐緣氣逆而生
重者或經一二日載元禮曰
去橘紅芎草加枳實

驚悸怔忡

自驚悸以後諸病載元禮曰加

枳実生姜熟艾竹茹与温膽湯同
金銀箔或本方加枳殻南星石菖蒲各五分

心恙若有所失

失志者由所求不遂或過誤自
咎懊恨嗟嘆不已獨語書空
若有所失載元禮曰加枳實
生姜人参柏子仁各五分

伏暑

伏暑煩渴而多熱痰者載元禮
曰加黄連

食傷

食過多而傷停留中脘聞食氣
則嘔載元禮曰加砂仁一錢
未愈更加丁香五分

痞塞

諸痞塞及噎膈乃是痰爲氣所
激而上氣又爲痰所隔而滞
痰與氣搏不能流通載元禮

脇下痰

曰加枳實砂仁各五分
痰在脇下加芥子
痰在皮裏膜外加薑汁竹瀝
痰在四肢加竹瀝
痰在經絡加竹瀝薑汁韭汁
痰在膈間或顛狂或健忘或風
痰加薑汁竹瀝

白濁

自濁加萆提之藥能使大便潤
而小便長

內傷痰

內傷挾痰加人參黄耆白朮薑
汁傳送或加竹瀝

開胸膈去痰　理脾胃順氣

附本方加減湯名治病
枳桔二陳湯　即本方加枳殻桔梗開胸膈去痰
枳縮二陳湯　即本方加枳實縮砂理脾胃順氣

濕痰泄瀉 **熱痰** **痰嘔** **嘔吐** **酒毒積痰** **關格不通**

倍术二陳湯 即本方加白朮 治脾胃中寬中消痰飲
有濕痰以致泄瀉
黃芩二陳湯 即本方加黃芩 治熱痰
丹溪曰黃芩治痰假其下火
也
竹茹二陳湯 即本方加竹茹 治胃中有
熱膈上有痰嘔吐不止姜煎
二术二陳湯 即本方加蒼术白朮 治嘔吐
清水如注不已
加味二陳湯 即本方加蒼术枳殼薑黃薑棗煎 治
酒積熱成痰手臂痛并
痰上攻眼腫及鼻麻痺
二陳术通湯 即本方加木通滑石人參蘆 治

關格飲食不下二便不通

桂附二陳湯 即本方加官桂附子乾薑煎 治寒痺但寒少熱多腰足冷

加味茯苓湯 即本方加人參益智香附 治傷脾涎滞痰迷心竅失事健忘

麥冬二陳湯 即本方加麥冬白朮當帰黄芩 治婦人肺火咳嗽嘔吐痰飲

白龍湯 即本方去陳皮甘草加黎 治酒積有痰

香橘湯 即本方去茯苓加炒香附姜棗煎 治七情所傷中脘不快痰氣

二賢湯 即本方去茯苓半夏加食塩 治痰飲

半辵湯 即本方去茯苓甘草加桔梗枳實 治酒積

宿食痞消痰飲

熱痰

又連二陳湯即本方加黃芩黃連治熱痰

風痰

導痰湯即本方加枳殼南星治風痰　又

治有飲癖結成塊在腹脇之

間病類積聚用破塊藥多不

效此當行其飲載元禮曰何

以知其為飲其人先曾病瘥

口吐涎沫清水或素來多痰

者是也　又治痰飲頭風氣

不順停痰上攻頭痛発作無

時者　又治肝經停飲發則

肩背骨痛眼不可開晝静夜

劇者

一切痰停

温膽湯即本方加枳實竹茹生薑治傷寒一

切病後虚煩不得眠　又治
膽熱驚悸　又治心膽虚怯
中風痰
滌痰湯 即本方加枳殼桔梗南星竹茹人參石菖蒲
治中風痰迷心竅舌強不得
言
頭眩
香橘飲 即本方加木香砂仁白朮
治氣滞不
能運而作頭眩
消暑
消暑丹 即本方去橘紅
治中暑不避
又治傷暑発熱頭疼　又治
傷暑癨疾　又夏月常服止
渴利小便雖飲水多亦不為
害是暑藥皆不及此　又治
痰飲停飲　製法半夏一斤
錯丸并煮乾茯苓生甘草各

半夏麴薑汁打糊丸無見生水
毎服五十丸滾水下

【伏暑熱痰】黄連消暑丸 即本方去橘紅加黄連 治伏暑煩渇而多熱痰

【痰飲】大半夏茯苓湯 即本方去甘草 治痰飲和脾胃

橘皮茯苓湯 即本方去半夏

【停飲】茯苓半夏湯 一名小半夏湯 一名小半夏茯苓湯 即本方去橘紅甘草 治停痰留飲胸膈滿悶嘔逆惡心吐痰水 又治伏暑煩渇而多熱痰 又治傷暑嘔而痰 又治傷酒惡心嘔逆吐出宿酒昏冒眩暈頭痛如破

痰嗽久不已　痰吐及浮　痰涎瘀滿　痰膈有聲　胃虛痰吐

橘皮半夏湯即本方去甘草茯苓治痰嗽久不已。又治積氣痰痞不下、飲食嘔吐。

潤下丸即本方去半夏茯苓治上而痰吐、下而痰瀉。製法以橘紅一斤、鹽水洗甘草二兩炙為丸。

桔梗半夏湯即本方去甘草加桔梗治冷熱不調、胸膈痞滿、痰涎不利、氣逆嘔噦。

千緡湯即本方去橘紅茯苓加皂角一寸治痰涎上壅、喉中有聲。

白朮湯即本方去橘紅加白朮檳榔木香治胃虛損及痰吐。

附本方合和湯名治病

消氣化痰丸 即本方合涼膈散消頭目涼膈化痰利氣消熱痰之劑也

藿香養胃湯 即本方合平胃散去茯苓加藿香

治嘔吐

八解散 即本方合平胃散半夏四君子湯去君术加藿香

治四時傷寒頭痛身熱惡風多汗嘔吐惡心咳嗽痰滿痞悶

第四越鞠丸 本方加減湯名四方合和湯名十方 共六制五方附于後

越鞠丸方 行名芎朮丸越鞠者蓋越鞠之謂也

蒼朮 米泔浸一宿長流水洗淨

撫芎 [illegible]

山梔子炒黑泡

香附子醋炒黑

神麯炒香

右各等分為末滴水丸綠豆大

每服六七十丸白沸湯下

春加防風夏加苦參穐

冬加吳茱萸乃經所謂升降

浮沉則順之寒熱溫涼則逆

之也

【氣鬱】胸脇痛脉沉澁者四君子

湯下

【濕鬱】周身走痛或關節痛遇陰

寒則發脉沉細者加白茯

苓

痰欝動則喘滿寸口脉沉滑本方
合二陳湯加海石南星瓜蔞
仁

熱欝瞀悶小便赤脉沉數加黃
[illegible]黛

血欝四肢無力能食便紅脉沉
本方合四物加桃仁紅花青
[illegible]黛

食欝噯酸腹飽不能食人迎脉
平和氣口脉緊盛加山查神
砂研爛枚七大

附本方加減湯名治病
食積越鞠丸即本方加山查砂仁治食噎
脇
景山甫曰食不自勝也

嘈雜

或由氣塞或由火鬱然後停
食而作食膈
萊山五鬱湯即本方去蒼朮加青皮半夏射干諸藥
痰火越鞠丸即本方加海石南星瓜蔞青黛治
痰因火動令人嘈雜其山甫
曰嘈雜者痰火內動如粗食
在膈令人不自安也是方也
海石之鹹可以軟頑痰南星
之燥可以祛濕痰瓜蔞之
苦可以下逆痰山梔青黛
之苦寒所以瀉火香附撫
芎蒼朮之辛香所以發越鬱
鬱

吞酸

火鬱越鞠丸即本方加青黛治七情拂

嘈吞酸小便赤脉來沉數者
呉山甫曰丁念動処便是火
故七情拂鬱皆能令人内熱
吞酸小便赤宜爲火脉沉宜爲鬱
數宜爲熱是方加芩清蒼達鬱附
芎梔朮神麯以解鬱也
附本方合和湯名治癇
六鬱湯陳湯加朮芎砂仁治諸鬱
血鬱加桃仁紅花牡丹皮
氣鬱加烏藥木香　痰鬱加
南星枳殻小皂莢　濕鬱加
白朮倍蒼朮　熱鬱加黄連
倍山梔　食鬱加山查麥芽
青皮倍神麯

附論

丹溪曰氣血衝和萬病不生一有怫鬱諸病生焉故人身諸病多生於鬱蒼术撫芎總解諸鬱隨證加入諸藥凡鬱皆在中焦以蒼术撫芎開提其氣以升之假如食在氣上只提其氣則食自降矣　又云蒼术山梔大能除鬱因食冷物鬱火於脾胃中脾胃爲主也伏火於地中此病多因血虛而得又有胃虛過食冷物鬱遏陽氣於脾胃中者上節存同丹溪先生治病不出乎氣血痰三者故用藥之要有三氣

用四君子湯 血用四物湯
痰用二陳湯 又云久病屬鬱
故立鬱之方曰越鞠丸 蓋氣血
痰三病多有兼鬱者或鬱久而
成病或病久而生鬱或誤藥雜
亂而成鬱故予用此三方治病
時以鬱法參之 氣病兼鬱則
用四君子加開鬱藥 血病痰
病皆然故四法者治病用藥之
大要也

第五小續命湯 十本方 加減附于方後

小續命湯方

麻黃 去節主表實去沫 不主汗主以人閉汗

杏仁 去皮尖麸炒雙仁者上 即仲景麻黃湯之一可療

治太陽經之傷寒。千金翼
深師古今録驗有本不用
杏仁

桂枝 淨洗

芍藥 酒炒 以上二味即仲景之桂枝湯之二也。治太陽經之中風

人參

甘草 炙 以上二味四君子之二也。用之補氣

川芎 同芍藥四物湯之二也。用之養血

黃芩 酒炒 陽滞熱疾用之爲佐

防己 去皮 以上各一兩 主濕風口面喎斜中風不語 惟氏外莖不用防己

防風 去蘆半兩 風濕未疾故用此爲佐 延壽左無

防風

附子 半兩 炮去皮臍 除濕寒疾故用此爲佐

右除附子杏仁外擣爲麤末
後入二味令勻每服五七錢
水一盞半
生薑五片煎一盞去滓稍食
前熱服　春夏加石膏知母
黃芩穐冬加桂附芍藥
中風熱者去附子加白附子二一
風　切令一
又云去生姜加葛根
中風傷急語遲脈弦者倍人參
加薏苡仁除筋急拘攣不能伸屈當歸
去黃芩芍藥以避中寒
中風煩躁不大便去附子桂枝
倍芍藥加竹瀝

中風月久大便不行胸中不快加枳殼大黃

中風語言蹇澀手足搐搦加石菖蒲竹瀝

中風口渴加麥門冬瓜蔞仁天花粉

中風骨節煩疼有熱去附子加白芍

中風身疼發搐加羌活

中風煩渴多驚加犀角羚羊角

中風心下悸加茯苓

中風心神恍惚加茯神遠志

中風多汗去麻黃

中風氣上者加吳茱萸厚朴

中風舌燥加石膏（治中風口乾舌焦）

中風乾嘔者加附子陳皮

腰痛

一 治腰痛若風傷腎而腰痛者或左或右痛無常處牽引兩足加防風全蝎

腳細

一 治日久腳脛枯細或寒或熱或疼或癢或下腳偏患軟弱謂曳狀如偏風加木瓜

大便秘

一 治素有風病大便秘去附子倍芍藥加竹瀝

腳氣

一 治腳氣（風多入肝病筋走注 [illegible]脾[illegible]）

瘧病

一 治瘧病發熱惡寒頭項強急

腰身反張或瘈瘲口噤狀如發癇

一 治産後角弓反張風痓

一 治天陰節變服之以防痓症

附本方加減湯名治病

麻黃續命湯 即本方倍麻黃防風杏仁 治太陽經中風無汗惡寒

桂枝續命湯 即本方倍桂枝芍藥杏仁 治太陽經中風有汗惡風

白虎續命湯 即本方合白虎湯 治陽明經中風身熱無汗不惡寒

葛根續命湯 即本方加葛根倍桂枝黃芩 治陽明經中風身熱有汗不惡風

附子續命湯 即本方加附子乾薑甘草各一兩

治太陰經中風無汗身涼

桂附續命湯卽本方加桂枝附子甘草倍加也

陰經中風有汗無熱

羌活連翹續命湯卽本方八兩加羌活四兩連翹六兩治中風六經混淆系之於少陽厥陰或肢節攣痛或麻木不仁

獨活續命湯卽本方加獨活全蝎白花蛇治卒暴中風不省人事漸覺半身不遂

白花續命湯卽本方加白花蛇肉獨活全蝎白朮赤芍前胡藁本甘草天麻茯苓細辛羌活川芎鉤藤防己杏仁治卒中風牙關緊急精神昏憒

大續命湯卽本方去芍藥人參加石膏當歸川芎遲

中風蔵府調理之總劑

治中風脉緊滑卒然痞瘂五臟偏枯賊風

第六愈風湯

愈風湯方 治中風證内邪已除外邪已盡當服此藥以行導諸經久服大風悉去縱有微邪只從此藥加減治之然治病之法不可失其通塞或一氣之微汗或一旬之通利如此乃常治之法也久則清濁自分榮衛自和如初覺風動服此不致倒仆

羌活 甘草 防風 蔓荊子 細辛 枳殼 人參 麻黃 甘菊 薄荷 枸杞 當歸 知母 黃蓍 地骨皮 獨活 杜仲 白芷 秦艽 柴胡 前胡 半夏

厚朴　防巳　熟地黃以上各二兩
芍藥　黃芩　茯苓各三兩
石膏　蒼朮　生地黃各四兩
桂一兩　川芎二兩

右剉，每服一兩，水二盞，煎至一盞，溫服。如遇天陰，加生薑，空心一服，臨卧再煎滓服，俱要食遠服。

如一氣之微汗，本方三兩加麻黃一兩，均作四服，加生薑五片，空心服，以粥投之，得微汗佳也。

如一旬之通利，本方三兩加大黃一兩，均作四服，水煎，臨

固服得利則妙也
如望春大寒之後加半夏二
两柴胡人參各二两謂迎而
奪少陽之氣也
如望夏之月加石膏二两黃
芩知母各二两謂迎而奪陽
明之氣也
季夏之月加防已白术茯苓
各二两謂勝脾土之濕也
初秋大暑之後加厚朴藿香
各二两桂一两謂迎而奪太
陰之氣也
霜降之後加桂附子各一两
當歸二两謂勝少陰之氣也

一　治小兒驚癎搐搦急慢驚風。
一　解利四時傷風。
一　治脾腎虛筋弱語言難精神昏憒。
一　治內弱風濕或一臂肢體偏枯或肥而半身不遂或恐而健忘喜以多思故思慮過度精不足也是以心亂則百病生心靜則萬病悉去此藥能安心養神調陰陽無偏勝及不動榮衛。

第七九味羗活湯本方加減湯名三方附于后。

九味羗活湯方　一名大羗活湯　一名羗活沖和湯

湯以代桂枝麻黄青龍各半
等湯。此太陽經之神藥也。
治春夏秋非時感冒暴寒頭
痛發熱惡寒脊強無汗脉浮
緊。此足太陽膀胱經受邪，是
表證宜發散，不與冬時正傷
寒同治。此湯非獨治三時暴
寒，春可治溫，夏可治熱，秋可
治濕，治雜證亦有神。又云：
不問四時，但有頭痛骨節痛，
發熱惡寒，無汗脉浮緊，宜
此湯以代麻黄，穩當。○禁忌
云：有汗不得服麻黄，無汗不
得服桂枝，若未差，其變不可
勝言。故立此法，不犯三陽禁
忌，解表神方。

羌活 一錢半 治太陽肢節痛，
君主之藥也。乃撥亂反正
之主也。故大無不通，小無不
入。關節痛者，非此不除。

防風 一錢半 治一身盡痛，乃
卒伍卑賤之下職，聽君將
命令而行，隨所
引使而至也。

蒼朮 一錢半 雄壯上行之藥，
能除濕下安太陰，使邪氣
不傳入之於足太陰脾。夫以
濕用者加用之。

細辛 五分，治足少陰腎經頭痛。
川芎 一錢，治厥陰頭痛在腦。
白芷 一錢，治邪在陽明經頭痛在額。
生地黃 一錢，去血中之熱，又治少陰心熱在內，寒傷朱血而用治風之劑，未有不燥血者，故用生地以滋其血，以佐諸風藥之勢，則立方之神也。後人不知此義，每々拔去，殊失大旨。其於四時感冒，或無內傷飲食者，減去，未見其禍。又究胸次夾快，飲食勿消，如春夏傷寒溫熱病，頭痛項強者，服之幾何而不助其燥，益傷其血哉。吾見大便燥結，口乾[illegible]舌生芒刺，旋踵而至矣。
黃芩 一錢，治太陰肺熱在胸。
甘草 一錢，能緩急，調和諸藥，故有國老之稱。
右水二鍾，煎八分。陶節菴槌法：加生薑三片、棗二枚，煎一鍾，加蔥白搗汁五匙，入藥再煎一二沸。

食後溫服被覆取微汗爲度如無汗啖熱稀粥取之煉蜜作丸服尤妙

熱疫 一

治感冒四時不正之氣而成時氣病憎寒壯熱頭疼身痛口渇人人相似者

水腫 一

治水腫腰以上者用此微汗則愈　呉山甫曰腰以上腫者謂頭面俱病也内經曰上盛爲風下盛爲湿故腰以上皆腫必兼風治蓋無風則湿不能自上於高巔清陽之分也

無汗加蘓葉

要汗下甚行加大黄以釜底抽

薪之義

汗後不解加杏仁倍生地黃

胸中飽悶加枳殼桔梗去生地黃

渴加石膏三錢知母一錢冬月禁用

中風行經加附子

中風秘結加大黃

兩感傷寒加生地黃各等分如神

破傷風豆淋酒煎素有寒者加草烏白末一字

附本方加減湯治病

加減冲和湯 即本方去蒼朮細辛加白朮黃芪

治頭疼發熱惡風自汗脈浮緩

神术湯（即术方加石膏知母）治夏月感冒
風邪
羌活地黄各半湯（即本方与地黄等分）治
两感傷寒有神
第八參蘇飲（本方加藏湯名）一方附于后
參蘇飲方
人参　紫蘇　乾葛　前胡
各七銭半　木香　枳殻（麸炒）　桔梗
陳皮（去白）　甘草（炙各半两）　半夏（姜製）　茯
苓（各七銭半）
右剉毎服四銭水一盞半生
薑七片棗一枚煎熱服
素有痰者候熱退以二陳六君
子湯間服

労倦及婬慾感冒忌中甫曰感冒宜解表故用紫蘇乾葛前胡労倦宜補裏故用人参茯苓甘草及木香半夏枳殻桔梗陳皮所以和利表裏之氣気和則神和神和則無病矣

一 治初得病頭痛発熱無陽毒少陰證而咽喉有痛者此因感冒後頻用厚衣被堆壅或用蘊法服生薑熱酒即汗遂成上壅或先有壅熱欲取凉快致為外邪所襲既有風寒又有熱壅併桔梗加木香

五分

一 治傷風寒發汗之後而熱不退者

一 治時行咳嗽發熱惡寒頭痛鼻塞氣急狀如傷寒熱連咳不已初得病即伏熱一兩日即輕從死者有步徐呵爲鯁藁溫加細辛五分

一 治小腸氣刺疼時頭痛身熱或憎寒壯熱加赤茯

一 治瘧疾熱多者加柴胡黃芩五分

一 治潮熱大便堅澀再加大黃數分

心下悶然嘔吐不止者此皆宜盛所謂實而滿者也

〔虚煩〕

一　治諸汗下後霍亂吐瀉後應有滲泄而津液大竭五内枯躁者皆能虚煩以陰虚不足以濟陽陽氣偏勝故虚熱而煩去瓢倍參加麥門冬五分

〔病後〕

一　治傷寒解後即虚羸身不疼頭不痛但煩熱者亦名虚煩內外俱不可攻之攻之遂損竭去瓢倍參或更加石膏五分

〔煩躁〕

一　治心經蘊熱發作不常或時煩躁鼻眼各有熱氣不能自由有類心風稍定復作加石菖蒲一錢

附本方加減湯名治病

茯苓補心湯 即本方二両合四物湯二両 治

男婦虛労発熱或五心煩熱

并衄血吐血便血及婦人下

血過多致虛熱者或因用心

太過発虛熱者或往來寒熱

者 又治毎遇夜身発微熱

病人不覚早起動作無事飲

食如常既無別證可疑只是

血虛陰不濟陽 又治潮熱

而気消乏精神憔悴飲食減

少日漸尩羸雖病証去而五

心常有余熱此属血証

小青囊卷之三終

小青囊卷四附方目録

桂枝加厚朴杏仁湯加厚朴杏仁

黃耆建中湯加黃耆膠飴

桂枝加芍藥人參新加湯加人參倍芍藥生薑

葛根半夏湯加葛根半夏麻黃

桂枝加芍藥湯倍芍藥

桂枝加桂湯倍桂

小建中湯倍芍加膠飴

桂枝去芍藥湯去芍藥

桂枝去桂加白朮湯去桂加白朮

桂枝去桂加茯苓白朮湯去桂加茯苓白朮

桂枝加附子紅花湯 去大棗加附子紅花

黃蓍桂枝五物湯 去甘草加黃蓍

桂枝去芍藥加蜀漆龍骨牡蛎救逆湯 去芍藥加蜀漆龍骨牡蛎

越婢湯 去桂枝芍藥加麻黃石膏

桂枝皂角湯 去芍藥生薑

桂枝麻黃各半湯 合麻黃湯

桂枝二麻黃一湯 本方二分麻黃湯一分

桂枝二越婢一湯 本方二分越婢湯一分

第十三 麻黃湯 附方十三

麻黃加生地黃湯 加生地黃

麻黃黃芩湯加黃芩

麻黃白术湯加白术

大青龍湯加生薑大棗石膏

三拗湯去桂枝

麻黃湯去桂枝加桑白皮

五虎湯去桂枝加知母石膏

麻黃杏仁甘艸石膏湯去桂枝加石膏

麻黃杏仁薏苡仁甘草湯去桂枝加薏苡仁

杏仁湯去甘草加天門冬芍藥

麻黃桂枝湯去杏仁加桃仁黃芩

麻黄黄芩湯方在仁加赤芍黄芩

葛根解肌湯去杏仁加葛根赤芍

第十四藿香正氣散附方三

順氣木香散加木香玄胡索

二香湯加香薷扁豆厚朴

藿薷湯加香薷扁豆黄連

第十五升麻葛根湯附方七

如聖湯加紫草木通生姜

桂枝葛根湯加桂枝防風

葛根麥門冬散加麥門冬人參石膏茯苓

和解散加人參防風川芎羌活

連翹升麻湯加連翹桔梗薄荷牛蒡木通淡

竹葉　灯心

葛根解毒湯　去芍藥加麥門　天花粉　生地黄

人參麥門冬散　去芍藥加麥門冬　人參　白术　入糯米　竹葉

小青囊病名卷之四

第九 香蘇散

香蘇散方

香附三両 紫蘇二両 陳皮一両

甘草一両半

右爲麁末，毎服四錢，生薑三片，葱白二莖，水一鍾半，煎一鍾，熱服，温覆取微汗。吳山甫曰：治四時感冒風邪，頭痛發熱之劑。南方風氣柔弱，傷於風寒，俗稱感冒，感冒者受邪膚淺之名也。内經曰：卑下之地，春氣常存，故東南卑下之區，感風之證居多，所以令

入頭痛発熱而無六經之證
可求者所感人也由鼻而入
實於上部不在六經故令頭
痛発熱而已是方也紫蘓香
附陳皮之辛芬所以疏邪而
正氣甘艸之甘平所以和中
而輔正尒
頭痛加川芎白芷
頭痛如斧劈加石膏
偏正頭風加細辛石膏薄荷
太陽穴痛加荊芥穗石膏
傷風自汗加桂枝
傷寒無汗加麻黄乾葛
傷風惡寒加蒼朮

傷風咳嗽加半夏杏仁
傷風胸膈痞塞加枳殼
傷風鼻塞聲重咽膈不利加桔
梗旋覆花
傷風発熱不退加柴胡黄芩
傷風痰涎壅盛加白附子天南
星
傷風鼻衄加茅花
傷風氣促不安加大腹皮桑白
皮
傷風鼻塞頭昏加羌活荊芥
傷風不散吐血不時加生地
傷風不解耳内出膿疼痛加羌
活荊芥

傷風中脘塞不思飲食加青皮
枳殼
傷風嘔吐惡心加丁香半夏
傷風頭暈眼花顛倒支持不住
加炮附子
傷風時作寒慄加桂枝
傷風後時々作虛熱不退加人
參
傷風飲食不化加砂仁青皮
傷風一向不解作潮熱自日至
日中不退日日加是加地骨
皮柴胡人參菴蕳
初感風頭痛作熱鼻塞声重加
羌活川芎

感風腰痛不能伸屈加官桂桃仁

感風渾身痛加赤芍

感風頭項強急加羌活官桂

感風寒熱頭疼合平胃散加藿香半夏

感寒頭疼壯熱惡寒身熱合五積散　一方十令

感寒頭疼發熱身痛分陰陽合敗毒散加石膏

人參敗毒散　羌活　獨活　柴胡　前胡　茯苓　甘草　桔梗　枳殼　川芎

腹痛

腹痛加木香

腹刺痛加薑黄呉茱萸七粒

小腹痛

小腹痛不可忍加木香薑黄

【心痛】心卒痛加玄胡索酒一鍾
脾胃不和中脘不快加麥芽神麴
飲食不下欲吐不吐加丁香蘿蔔子
【傷食】傷食嘔吐泄瀉腹痛加乾薑木香
【酒疸】飲酒太過發黄疸加茵蔯山梔
【中酒】中酒嘔惡加烏梅丁香
【冷嗽】冷嗽不已加乾薑五味杏仁
【脾寒】脾寒加良薑青皮草菓
【脚氣】脚氣加木瓜木香牛膝呉茱萸
【經水】婦人經水將行先作寒熱加藕川楝子

木　紅花ヲ
婦人産後發熱不除加參耆ヲ
産後腰痛加當歸官桂ヲ
産後虛熱煩渇加人參地黃ヲ
産後感風手脚疼痛ハ合生料五
積散人參敗毒散加地黃川
芎ヲ
婦人忽然大便急痛加木香木
瓜吳茱萸ヲ
婦人有氣所苦胸膈痞痛脇肋
刺痛小便急痛加木香枳殼ヲ
又云加木香砂仁ヲ

第十　十神湯

解利陽明經瘟疫時氣之劑

十神湯方

升麻　葛根　赤芍藥　甘艸　香附　紫蘇　陳皮　白芷　麻黄　川芎

右等分每服五錢薑葱煎熱服取微汗

一　治時令不正瘟疫妄行感冒發熱

治斑疹欲出

中滿氣實加枳殼　吴綬曰此湯用升麻葛根能解利陽明經瘟疫時氣發散藥也非正傷寒之藥若太陽經傷寒用之則引邪入陽明經傳變

発散亦慎之。

吳山甫曰此治外感風寒之套劑也古人治風寒必分六經見證用藥然亦有只是発熱頭痛悪寒鼻塞而六經之證不甚顯者故亦總以疏表利氣之藥主之而已故川芎麻黄乾葛升麻白芷紫蘇香附陳皮皆辛香利氣之品故可以解感冒氣塞之證乃赤芍者所以和陰氣於発汗之中而甘艸者所以和陽氣於疏利之際也

第十一 五積散

五積散方積者聚也，謂麻黃湯、桂枝湯、二陳湯、四物湯、平胃散五方聚成一方也。

麻黃六兩去根節。手太陰肺經之藥，入足太陽膀胱經，熱走手少陰心經及足陽明胃經，發太陰少陰經汗。王海藏云：治衛實之藥。

甘艸炙三兩入足太陰厥陰經。東垣云：散表寒，除邪熱，熱藥得之緩其熱，寒藥得之緩其寒，寒熱相雜者用之以得其平。

肉桂去麁皮三兩入足太陰少陰經血分，治衛虛之藥。

芍藥三兩入手太陰及足太陰經。

乾薑煨四兩發諸經之寒氣。

陳皮去白六兩

半夏薑制三兩　入陽明太陰少陰三經
茯苓去皮三兩　入足少陰手足太陽經
枳殼去瓤麩炒六兩
桔梗去頭硬一節及了尾平二兩　入手太陰肺氣分及足少陰
當歸三兩
川芎三兩
厚朴去麁皮薑製四兩
蒼朮米泔浸去皮二十四兩
白芷三兩
右除肉桂枳殼二味別為麄末將十三味慢火炒令色轉攤冷次入枳桂令勻每服三錢水一盞半生薑三片葱白

三夜煎一鍾熱服不必炒者各生料

一 治傷寒發熱頭痛惡寒無間

內傷生冷外感風寒

一 治感冒寒邪頭疼身痛項強

腰背拘急惡寒嘔吐或有腹痛

一 治飲食所傷兼感風寒

一 治飲食不節寒中陰經胸膈

不快腹滿閉塞唇青手足冷

脉沉細少

一 治寒濕客於經絡腰脚酸疼

一 治風寒濕所搏臂痛或因提

重物致臂痛或腫或不腫

一 治冷積嘔吐泄痢

一 治癥瘕

治瘧疾不飢熱毒，小兒熱盛
則欲冷熱，則當風致欬風寒，
衆熱相搏，面赤悶發熱心煩目
利，宜此散，散其內外之寒毒，然
後熱氣上行，或汗，或症瘡癮
疹皆愈。

一 治丈人經帶腹痛，

二 治産後經風腹脹酸軟遍身
疼痛拘攣。

若調經，加艾醋、棗、生薑，
若催生，加艾醋，
若難産，加麝香，
若産後，加醋炒艾、生薑，
若中風，加麝少許。

若中寒身體強直口禁不語或四肢戰掉或洒洒惡寒翕翕發熱或卒然眩暈身無汗者此爲寒毒所中加香附一錢蘇少許

若於窓隙間梳洗卒然如中呼爲簷風加防風一錢

若陰證傷寒手足逆冷及虛汗不止脉細欲絶面青而嘔加附子

若時疫項強拘急加豆豉

若寒腰痛見熱則減見寒則增加吳茱萸五分

若腰痛加桃仁木瓜杜仲續

断泊悪血腹痛，若閃挫或労役腹痛加炒桃仁五枚，若身痛加秦艽，痲風熱悶新人通身枸爲若冷泄加炒生薑烏梅肉豆蔻陳倉米，若脾胃不和内傷冷物渾身疼痛頭昏無力胸膈不利飲食不下気脉不和四肢覺冷或嘔裹虚飽至晩心膨困倦入鹽少許同煎，若脚氣加全蝎三個入酒煎，若鶴膝風加松木杉木一節，若寒濕流注兩脚酸疼有熱

瘀氣加木瓜

若筋骨疼痛俗呼爲痛風或
痛而游走無定俗呼爲走注
風加乳香

若偏墜加吳茱萸茴香桃仁
各炒五分

附本方合和湯名治病
交加散即本方合敗毒散治風寒俱傷
或惡風或惡寒或有汗無汗疑似之
間服之又治初得病頭疼
発熱無陽毒少陰諸證而咽
喉自疼者或感冒後頭用厚
衣被堆壅或用發汗法服生薑
熱酒取汗遂成上壅或先有

壅熱欲取涼快致爲外邪所
襲既有風寒又有壅熱者

第十二桂枝湯本方加減湯名二十一方合和湯名五方共計二十十四方附于后

桂枝湯方

桂枝君，去麁皮，三兩。體輕，本乎天者親上，故爲君。味辛甘，發散爲陽，辛能解肌，甘能實表。

芍藥臣，三兩。風淫于內，以酸收之，恐其走泄陰氣，故用之以收之。

甘草佐，炙，二兩。風淫于內，以甘緩之。

大棗使，十二枚，擘。風淫于內，以甘緩之，同生薑行脾之津液而和榮衛。醫壘元戎改桂枝、芍藥、生薑各一錢半，甘草一錢。

生薑三兩使　風淫于內以辛散之
右五味以水七升微火煮取
三升去滓適寒溫服一升服
已須臾歠熱稀粥一升餘以
助藥力溫覆令一時許遍身
漐漐微似有汗者益佳不可
令如水流漓病必不除若一
服汗出病差停後服不必盡
劑若不汗更服依前法又不
汗後服當小促其間半
日許令三服盡若病重者一
日一夜服周時觀之服一劑
盡病證猶在者更作服若汗
不出者乃服至二三劑禁生

冷粘滑肉麪五辛酒酪臭惡
等物。

一 治太陽之爲病脉浮頭項強
痛而惡寒。尺寸俱浮者太
陽受病也當一二三日發以其
脉上連風府故頭項強腰脊
痛。

一 治太陽病發熱（風在表則表實故令發熱）
惡風（衛氣不能衛外也）汗出（榮傷則無以固
衛津液故汗出）脉緩者（衛氣不能鼓也）名爲
中風。

一 治太陽病頭痛發熱汗出惡
風。

一 治太陽病發熱汗出此爲榮

弱衛強故使汗出

一 治太陽病先發汗不解而復下之脉浮者不愈浮為在外而反下之故令不愈今脉浮故知在外當須解外則愈

一 治發熱發汗已解半日許復煩躁脉浮數者可以此更發汗

一 治太陽病初服桂枝湯反煩不解者先刺風池風府却與本湯

一 治中風陽浮而陰弱（陽脉浮者衛中風也熱自發陰脉弱者榮氣弱也汗自出）嗇嗇惡寒淅々惡風翕々發熱鼻鳴乾嘔者

一　治病人藏無他病時發熱自汗出而不愈者此衛氣不和也先其時發汗則愈

一　治身熱汗出惡寒屬表病常自汗出者此爲榮氣和榮氣和者外不諧以衛氣不共榮氣和諧故爾以榮行脉中衛行脉外復發其汗榮衛和諧則愈

一　治陽明病脉遲汗出多微惡寒表未解者

一　治自利不渴者屬太陰脉浮而緩手足自温者繫在太陰下後腹滿時痛者屬太陰太

陰病脉浮者可發汗宜用之

一治厥陰下利清穀不可汗々出必脹滿下利腹脹滿身體疼痛者先温其裏乃攻其表四逆湯攻其表以本方

一治傷寒六七日不大便頭痛有熱者與承氣湯其小便清者知不在裏仍在表也當須發汗若頭痛者必衂血宜服本方

附本方加減湯名治病

桂枝加葛根湯 附本方加葛根

治太陽病項背強几々汗出悪風

桂枝加附子湯（卽桂枝湯加附子）治太陽病發汗遂漏不止其人惡風小便難四肢微急難以屈伸者

陽旦湯（卽桂枝湯加黃芩）治中風傷寒脉浮發熱往來汗出惡風頭項強鼻鳴乾嘔

陰旦湯（卽桂枝湯加黃芩以乾薑代生薑以桂心代桂枝）治傷寒肢節疼痛內寒外熱虛煩

葛根湯（卽桂枝湯加葛根麻黃）治太陽病項背強几几無汗惡風

桂枝加龍骨牡蠣湯（卽桂枝湯加龍骨牡蠣）

治男子平人脉大爲虚劳
男子面色薄者主渴及亡血
卒喘悸脉浮者裏虚也 男
子脉虚沈弦無寒热短氣裏
急小使不利面色白時目瞑
兼衄少腹滿此爲劳使之然
劳之爲病其脉浮大手足煩
春夏劇秋冬差陰寒精自出
酸削不能行 治男子脉微
弱而濇爲無子精氣清冷
治失精家小腹弦急陰頭寒
目眩髮落脉極虚芤遅爲精
穀亡血失精脉得諸芤動微
緊男子失精女子夢交

桂枝加厚朴杏仁湯 即本方加厚朴杏仁
治傷寒喘而有汗又治太陽病下之微喘者表未解故也

黃芪建中湯 即本方加黃耆膠飴
治男女因積勞虛損或大病後小腹作痛四體沉滯骨肉痠疼吸吸少氣行動喘乏胸滿氣急腰背強痛心中虛悸咽乾唇燥面目少色或冷飲食無味陰陽廢弱悲憂慘戚多臥少起久者積年輕者百日漸致瘦削五臟氣竭又治肺與大腸俱不足虛寒乏氣小腹拘急腰痛羸瘠百病

桂枝加芍藥人參新加湯（即本方加人參，倍芍藥、生薑）治發汗後身痛脉沉遲者。

葛根半夏湯（即本方加葛根、半夏、麻黃）治太陽與陽明合病，不下利，但嘔者。

桂枝加芍藥湯（即本方倍芍藥）治本太陽病，醫反下之，因而腹滿時痛者，屬太陰也，服之。又治婦人傷寒中風，自汗頭痛，項背強，發熱惡寒，脉浮而緩，恐熱入血室，故倍芍藥。

桂枝加桂湯（即本方倍桂）治燒鍼令其汗，鍼處被寒，核起而赤者。

必發奔豚氣從小腹上衝心者灸其核上各一壯與此湯

小建中湯（即本方倍芍藥加膠飴）治太陽傷寒陽脉濇陰脉弦腹中急痛 又治厥陰病煩滿而囊縮其脉尺寸俱微發熱若微汗爲欲解不微汗而爲寒愈者服之 又治傷寒二三日心中悸而煩者 又治虛勞悸衄腹中痛夢失精四肢痠疼手足煩熱咽乾口燥

桂枝去芍藥湯（即本方去芍藥）治脉滿邪氣傳裏必先自胸而脇以次經心腹而入胃此是以胸

滿多帶表證脇滿多帶半表
半裏證如下後脉促胸滿者
宜此

桂枝去桂加白朮湯（即本方去桂加白朮）
治太陽傷寒八九日風濕相
搏身體煩疼不能自轉側不
嘔不渴脉浮虛而濇者桂枝
附子湯若其人大便鞕小便
自利者宜服此湯

桂枝去桂加茯苓白朮湯（即本方去桂加茯苓白朮）
治汗下後仍頭項強痛
翕翕發熱無汗心下滿微痛
小便不利者心下滿痛小便
利者欲成結胸小便不利為

停飲故加朮以行之又治厥陰之爲病消渴氣上衝心々中疼熱饑而不欲食々則吐蚘下之利不止者服之

桂枝加附子紅花湯 即本方去大棗加附子紅花 治婦人傷寒表虛自汗身冷四肢拘急脉沉而遲太陽標病少陽本病經水適斷

黃耆桂枝五物湯 即本方去甘草加黃耆 治血痺

桂枝去芍藥加蜀漆龍骨牡蛎救逆湯 即本方去芍藥加蜀漆龍骨牡蛎 治傷寒脉浮醫以火迫劫之亡陽必驚狂起卧不安者

越婢湯（即本方去桂枝芍藥加麻黄石膏）治發熱惡寒脉微

桂枝皂角湯（即本方去芍朱生薑）治肺痿

附本方合和湯名治病

桂枝麻黄各半湯（即本方合麻黄湯）治

太陽病得之八九日如瘧狀發熱惡寒熱多寒少其人不嘔清便欲自可一日二三度發脉微緩者為欲愈也脉微而惡寒者此陰陽俱虚不可更發汗更下更吐也面色反有熱色者未欲解也以其不能得小汗出身必癢宜服之

又治陽明病法多汗而或

反無汗其身如蟲行皮中狀者此久虛故也　又治厥陰之為病煩滿囊縮其脉尺寸俱微緩者浮緩者必囊不縮外證必發熱惡寒似瘧為欲愈宜服此

桂枝二麻黃一湯　即本方二分　麻黄湯一分

治服桂枝湯大汗出脉洪大者與桂枝湯若形如瘧日再發者服此湯解之

桂枝二越婢一湯　即本方二分　越婢湯一分

治太陽病發熱惡寒熱多寒少脉微弱者此無陽也不可更汗

第十二麻黄湯本方加減湯各十三方附于后

麻黄湯方

麻黄君去節三兩輕可去實辛温之味主發散邪

桂枝臣去皮二兩寒邪在經表實而腠理密故用此為臣

甘草佐炙一兩

杏仁使去皮尖七十箇利氣

右四味以水九升先煮麻黄減二升去上沫内諸藥煮取二升半去滓温服八合覆取微似汗不須啜粥餘如桂枝湯法

一治太陽病或已發熱或未發熱必惡寒體痛嘔逆脈陰陽俱緊者名曰傷寒

一治太陽病頭痛發熱身疼腰痛骨節疼痛惡風無汗而喘者

一治傷寒脈浮緊不發汗因致衄者

一治太陽病脈浮緊無汗發熱身疼痛八九日不解表證仍在此當發其汗服藥已微除其人發煩目瞑劇者必衄衄乃解所以然者陽氣重故也宜麻此

一治陽明病脉浮無汗而喘者

發汗則愈宜服此

一治太陽與陽明合病喘而胸

滿者不可下宜服此

一治陽明中風口燥咽乾腹滿

微喘發熱惡寒脉浮而緊者

下之則腹滿小便難

河間曰假令得肝脉其外證善

潔面青善怒其三部脉俱弦

而浮惡寒裏和（謂便清自調也）本方

加防風羌活各三錢（謂肝主風是膽）

（縱受病大小便秘或泄下赤水並數皆裏不和也）

假令得心脉其外證面赤口乾

善笑其尺寸脉俱浮而洪惡

寒表裏和本方加黃芩石膏各二錢（謂心上熱是小腸受病也）
假令得脾脈其外證面黃善噫
善思善味其尺寸脈俱浮而緩
表裏和惡寒（痰風陰涎）各五錢（謂脾主濕是胃經受病也）
假令得肺脈其外證面白善嚏
悲愁不樂欲哭其尺寸脈俱
浮而濇表裏和惡寒本方加桂
枝生姜各三錢（謂肺主燥是大腸受病也）
假令得腎脈其外證面黑善恐
其尺寸脈俱浮而遲裏和惡
寒本方加附子生姜（謂腎主寒是膀胱受病也）各三錢

附本方加減湯名治病

麻黄加生地黄湯（即本方加生地黄）治婦人傷寒脉浮而緊頭痛身热悪寒無汗發汗後恐热入血室者用之

麻黄黄芩湯（即本方加黄芩）治喘渴氣壅

麻黄白术湯（即本方加白术）治風湿相搏腰以上腫

大青龍湯（即本方加生姜大枣石膏）治太陽中風脉浮緊發热悪寒身疼痛不汗出而煩燥者　又治傷寒脉浮緩身不疼但重乍有輕時無少陰證者

三拗湯 即本方去桂枝 治咳嗽氣逆
麻黃湯 即本方去桂枝加桑白皮 治喘促
五虎湯 即本方去桂枝加知母石膏 治喉喘
麻黃杏仁甘草石膏湯 即本方去桂枝加石膏 治發汗後不可更行桂枝湯汗出而喘無大熱者又治下後不可更行桂枝湯汗出而喘無大熱者
麻黃杏仁薏苡仁甘草湯 即本方去桂枝加薏苡仁 治病者一身盡疼發熱日晡所劇者此名風濕此病傷於汗出當風或久傷取冷所致也
杏仁湯 即本方去甘草加天門冬芍藥 治風濕

疼痛惡風微腫，

麻黄桂枝湯即本方加桃仁、黄芩。治夜發瘧。

麻黄黄芩湯即本方加赤芍、黄芩。治小兒傷寒無汗，頭痛身熱惡寒。

葛根解肌湯即本方加葛根、赤芍、黄芩。治疫癘。

第十四藿香正氣散本方加減湯名三方附子

藿香正氣散

藿香　陳皮去白各三錢　白朮土炒

厚朴紫油者，薑汁炒　桔梗去蘆頭

硬節及尾甘艸炙半夏姜制紫蘇
各二錢大腹皮　白芷　白茯
苓各一錢
右爲麄末每服四五錢水一
鍾半生姜三片大棗一枚去
核煎熱服如欲汗去棗加葱
白三莖熱服温覆取汗　呉
山甫曰風寒客於皮毛理宜
解表四時不正之氣由鼻而
入不在表而在裏故不用大
汗以解表但用芬香利氣之
品以王之白芷紫蘇藿香陳
皮大腹皮厚朴桔梗皆氣勝
者也故足以正不正之氣白

朮茯苓甘草半夏則甘平之品耳所以培養中氣而樹中營之幟者也

呉綬曰此方宋人所製非正傷寒之藥若病在太陽經頭痛發熱骨節痛者此方全無相干如妄用之先虛正氣逆其經絡雖汗出亦不解變成壞證多矣

凡傷寒發熱脈沉與元氣虛并陰傷寒發熱者切宜戒之

一治中風　戴復菴曰肥人多有中風以其氣盛於外而歉於内也肺爲氣出入之道人

肥者氣必急氣急必肺邪盛
肺金剋肝木膽爲肝之腑故痰
涎壅盛所以治之必先理氣
爲急中後氣未盡順痰未盡
除調理之劑惟當以藿香正
氣散和星香散煎服　附星
香湯方南星四錢木香五分
姜煎

一治中氣　中氣之證與中風
相似但中風身溫有痰涎多
不能治中氣之證身冷無痰
涎須臾便醒其故何也夫中
風中氣一源流也皆由喜怒
思悲恐五志惟怒爲甚所以

為病之暴也蓋少壯之人氣
血未虛眞水未竭適因忿怒動
肝火々長於水不能上升所
以身冷無痰涎然須臾便醒
者水旺足以降火也此名為
中氣

一 治中悪　其證暮夜或登廁
或出郊野或遊冷屋或行人
所不至之地忽然眼見鬼物
口鼻吸著悪鬼氣驀然倒地
四肢厥冷兩手握拳口鼻出
清血此名中悪切勿移動其
屍服此湯

一 治傷寒頭疼憎寒壯熱上喘

咳嗽，

一　治傷暑，戴復庵曰瀉而服痼有精者本方合五苓散服之。

一　治暑風，戴復庵曰傷暑自汗手足時自搐搦者謂之暑風。緣已傷於暑毛孔開而又邪風乘之或暑月身癢如針刺間有赤腫處亦名暑風或加以吐瀉。兼作本方合六和湯加全蝎，附六和湯方 砂仁 半夏 杏仁 人參 甘草各一錢 赤茯苓 藿香 白扁豆 木瓜各二錢 香薷 厚朴各四錢 每劑四錢 姜東子煎服

一　治內傷外感而成霍亂吐瀉，

膈痞腹疼氣不升降甚則手足厥逆冷汗自出或吐而不瀉或瀉而不吐或吐瀉兼作或吐瀉不透先以蘇合丸通其痞塞繼進本方加木香半錢或瀉而不吐胸膈痞滿先以陰陽湯（一半滾水一半生水）或鹽湯頓服以導其吐已吐未吐並用本方進蘇合丸或吐而不瀉心腹疼痛頻欲登圊苦於不通本方加枳殼一錢或吐瀉兼作心腹纏擾本方加官桂木香各五分或欲吐不吐欲瀉不瀉心腹纏擾痛不可

忩上下不通言語不定如見鬼神俗謂之乾霍乱又謂之絞腸砂先以濃鹽湯頓服次調蘇合丸繼進本方加木香枳殼各五分

一 治腹痛 戴彼菴曰腹痛之病所感不一或因寒熱或因暑濕或因飲食饑飽不同何證皆可用本方加木香五分若腹痛欲得熱手按及喜熱食者此是積冷作痛當用理中湯等溫藥如用溫藥不効痛愈甚大便不甚通當微利之用本方加官桂木香枳殼

各五分以吞下來復丹
治痢，戴復庵曰凡痢初發不問赤白裏急後重頻欲登圊及去而所下無多既起而腹內復急宜用木香加木香五分下蘇合丸或赤痢血色鮮紅或似蛇蟲形而間有鮮血者此屬熱痢宜用本方加黑豆三十粒下黃連丸感暑而成痢痛甚而食不進者本方合六和湯即名木香交加散
治反胃嘔惡
治山嵐瘴氣

一　治臟腑虛竭
一　治發丹，戴復庵曰發丹也
狀如一瘡，痛亦異，古方名癮
疹，大概皆因血熱，肌虛，風邪
所搏而發，然治之亦有多，故謂
之用根止肌本方
有人一生不能食雞肉及獐
魚鯽鼠等物，纔食則丹隨發
以此見得係是脾風，脾虛在身
之肌肉，本草乃治脾之剩處
試驗。
一　治咳嗽喘滿，即人參杏仁五
味子。
附本方加桔梗湯治喘痛

心腹痛

順氣木香散（即本方加木香、砂、胡椒、桂）治心腹痛嘔惡。

二香湯（即本方加香薷、扁豆、葛根）治自夏至以後時令暑熱，有人壯熱煩渴而不惡寒者，乃熱病也。治兼有內傷生冷飲食停滯，或嘔吐惡心，中脘痞悶，或惡風，或憎寒拘急者，並治。

藿薷湯（即本方加香薷、扁豆、黃連）治暑。

第十五外麻葛根湯（本方加減湯名七方）

附子　后

外麻葛根湯（錢氏方）

外麻解肌肉間熱。

白芍 酒炒健脾補虚止瀉痢而収陰治痘血散不歸頼以収之而附氣也痘解不痿擁以収之而成功也又止瀉退脾而驅蒸熱七日前少用七日後不禁

甘草 炙以上各一錢 解諸毒浮火健脾和中頼此分理附陽正君臣之道也

葛根 一錢半 能解肌發表出汗開腠理

右水一盞半煎至一盞去滓

稍热服日進二三服

一 治疹子初發熱時與傷寒相

似但疹子則面頰赤咳嗽噴

嚏鼻流清涕 鼻為肺之竅以熱發而淚自流也

目中淚出 肺熱則移於肝之竅有目也

呵欠喜眠或吐瀉或手掐眉

目唇鼻及面 肺熱證也 不可妄用

疹子渴

痘不出

汗下宜本方發之

一治疹子初發熱之時令太熱本方合人參白虎湯（即人參石膏甘艸知母粳米）發之

一治疹子渴甚飲水純是火邪肺焦胃乾心火內元故也初發熱渴者加天花粉麥門冬

一治痘疹諸證若初發熱宜解表加柴胡羌活白芷桔梗防風

若發熱三四日熱甚不減宜解毒加大力子連翹（瘡家聖藥）紫艸桔梗

若痘不出加防風蟬蛻荆芥黄

芩紅花

〔不快出〕若痘出不快，膚使自調者，乃邪

在表也，當本方微發散

若陰明經痘出不快，加紫草

〔膿〕若痘出太稠密，加人參當歸木

香紫草大力子防風桔梗

〔口渴〕若痘初出其間碎密，加疏盛于者

夾疹也，皮肉紅腫成片者夾

〔夾斑〕斑也，疹由心熱，斑由胃熱，宜

急解其毒，疹加防風荊芥

翹木通麥門冬黃連，斑加

石膏人參大青玄參竹葉

〔自利〕若痘出自利，加條芩生用

〔腹脹〕若痘出腹脹虛滿，加木香青皮枳殼

山查肉

【腰痛】若痘出腰痛加獨活北細辛（痛溺泄便）

【頭痛】若痘出頭痛加羌活藁本蔓荊子

【驚搐】若痘出驚搐加木通安生地黄（生血導心）燈心

【小便少】痘出小便少加木通車前瞿麥

【大便秘】痘出大便秘加大黄

【衂】痘出衂血加山梔玄參（乃振機之劑 須諸氣上下肅清而無根之火爲聖藥）生地黄

【眼痛】痘出眼痛加密蒙花柴胡（明目益精）龍膽草（治兩目赤腫睛脹高起疼痛不可忍）

以脉推為君乃取備必用之藥

若夏秋之間常有瘴觸挑怒急躁氣所盛甚其疸色變或大赤燥發以脉數不堅實本方合白虎湯

若疸因咽痛加桔梗連翹

若疸兼衄或嘔躁或吐血或紫赤血挑然加當歸生地紅花地骨皮牡丹皮

若疸出後自汗不止者氣虛也加人參黃芪防風木香官桂

若手足疸冷起脾胃不足也加防風官桂人參黃芪

若疸太密起發不透又渴者

津液不足加人參麥門冬天

花粉

痘出泄瀉

若痘出泄瀉者裏虛也加人參

白朮訶子白茯苓

不結痂

若痘不結痂者濕拱也加黃芪

防風官桂白朮

痘後瘡

若痘後遍身瘡癬如疥如癩膿

血浸淫皮膚潰爛日久不愈

此毒氣深漫散於皮膚此方

主之

附論　古人謂但見紅點便不

可服升麻葛根湯恐發得表

虛也此蓋為痘疹毒少者言

後人不達立言之旨遽謂凡

出痘子，纔見紅點，慎不可服
殊不知外麻葛根湯四味乃
發表解毒，疏通氣血，升降陰
陽之劑，痘出太密，正宜常服
以解之，令增者外之，燥者潤
之，滯者疏之，逆者平之，陰精
不衰而陽毒不亢也。若謂痘
疏毒少者，雖他藥不可服，况
葛根湯乎。

附本方加減湯名治病

熱甚　如聖湯（即本方加山梔、木通、生姜，煎服）治痘疹
熱甚恐變須解之

痘不作膿　桂枝葛根湯（即本方加桂枝、防風，入生姜、淡豆豉）
無同　治痘瘡發熱之後正待作

痘中凸四圍扁不盈水

変青灰白

膿邪不作膿如感風寒宜此
温散　又治疹子發熱之時
如時令大寒以此發之　又
治痘初出之時遍身瘙爬搔
不寧者此毒火留於肌肉之
間應出不出遊散往來故作
癢也不可作肌肉虛癢宜此
方加荊芥牛蒡主之　又治
冬春之間常有暴寒忽爲寒
氣所侵其痘色變或青或灰
白頭水氷凍不能成漿如麻
黄服之　又治痘疹起發中
心凸起四圍扁平無水者或
變紅外黑者此由平日感浸

頂不起

風寒皮膚不堅厚以致痘毒
鬱而不散以此發之　又冷
痘瘡感風而肌竅閉塞血凝
而不行必身痛四肢微厥斑
點不常或變黑色或變青紫
此疹此為倒伏宜溫肌發
散加麻黄蟬蛻服　又冷痘
瘡頂皮不起根脚不悶猶是
先出之形不見新生之象此
謂起發不透也審察證候如
氣本実者必曾感風寒宜此
方　命奪命丹附奪命丹方
外麻各五錢　山豆根　紅花
子　太力子　連翘各二錢半
蟬蛻　紫草各一錢半
人中黄三錢　蜜丸

葛根麥門冬散即本方加麥門冬人參石膏茯苓治瘡疹毒大熱而渴

和解散即本方加人參防風川芎羌活和中解表之劑

連翹升麻湯即本方加連翹桔梗薄荷牛蒡木通入淡竹葉燈心煎治瘡身熱如火大小便不通而渴瘡稠密其毒必盛宜解毒兼利小便此方主之。又治瘡疹發熱瘡已出熱不少減此毒蘊於中其勢方張其瘡必密宜急解毒加防風荊芥地骨皮。

葛根解毒湯即本方去芍藥加麥門天花粉生地黄入糯米再煎去滓更加茅根自然汁一合服治瘡

大渇津液不足咽乾脣燥而渇

人參麥門冬散（即本方去苓芍朮加麥門冬人參白朮人糯米竹葉煎）治痘後作渇欲飲水此心胃二經受邪熱也其人必能食大便秘小便赤苦燥咽乾若食少大小便自調雖好飲湯咽小燥此脾胃虛津液不足也更加天花粉

又治痘大渇津液不足咽乾脣燥而渇

小青囊卷五附方目錄

第十六補中益氣湯（本方）

第十七小柴胡湯附方二十一

小柴胡加五味子湯加五味子

小柴胡加牡丹皮湯

小柴胡加地黃湯

小柴胡加茯苓湯

小柴胡芒硝湯加芒硝

柴胡半夏湯加麥門冬白术

柴胡雙解散加陳皮芍藥

小柴胡加枳桔湯加枳殼桔梗

小柴胡加乾薑牡蠣湯加乾姜牡蠣

小柴胡加芒硝大黃湯加芒硝大

續

柴胡桂枝湯加桂枝芍藥

加味小柴胡湯加黃連白芍玄參升麻

小柴胡加生薑橘皮竹茹湯

小柴胡去棗加牡蠣湯

小柴胡去黃芩加茯苓湯

小柴胡去黃芩加芍藥湯

小柴胡去半夏加人參栝蔞湯去半夏加人參瓜蔞

小柴胡去參棗加五味子乾薑湯去人參大棗加五味子乾薑

大柴胡湯加大黃赤芍枳實去人參

柴胡飲子去半夏大棗加大黄當歸芍藥

柴苓湯合五苓散

第十八凉膈散附方四

活命金丹加青黛藍根

轉舌膏加遠志菖蒲蜜丸朱砂為衣

清心湯加黄連

三和湯合四物湯

小青囊湯名卷之五

秣陵求如王良璨玉卿氏編次

涇川　完素楊文見　助梓

第十六補中益氣湯 本方加减湯名七方

附入千 后二

補中益氣湯方

黃耆 蜜炙一錢

甘草 炙五分

人參 一錢 以上三味除濕熱煩熱之聖藥也

當歸身 酒洗七分 和血脈

橘皮 去白以理胸中之氣 五分又能助陽氣上升以散滯氣助諸甘辛爲用

柴胡 能引清氣而行陽道

升麻 各三分 引胃氣上行外 騰復其本位便

足行脊外之令乃陽明經
之聖藥也若補脾胃非此
不能補用則
白朮七分 除胃中熱利腰臍間血忌桃李菘菜雀肉青魚
布作一劑水二盞煎一盞去
渣午前熱服○一方有白芍
秋冬不用○一方加黄栢三分紅
花三分以滋腎水瀉伏火入心養血
治内傷勞倦時發熱
治勞倦傷脾中氣不足懶于
言語惡食溏泄日漸瘦弱
由曰脾主四肢若遇飢餒無
穀氣以養脾故令中氣不足
懶于言語脾氣不足以勝
中宮之湿故溏泄脾主肌肉
故瘦弱五味入口甘先入脾
參耆歸朮甘草皆甘物也故

人脾而補中氣，中氣者脾胃之氣也。人生與天地相似，天地之氣，升降則萬物皆死，故用升麻、柴胡為從，以升清陽之氣，所以法象乎天地之升生也。用陳皮者，一能踈通脾胃，一能行甘溫之滯也。

一　治瘵勞元氣不足，四肢倦怠，口乾發熱，飲食無味。

一　治瘵疾經年不愈者，名曰瘵。

瘵，疾也。經年不愈，則氣血虛若虛，瘵邪深入矣。氣虛則有人參、黃芪以補氣，血虛則有當歸以養血，瘵邪深久，則有柴胡、升麻以升舉之，陳皮消痰降氣，能助升柴以成功。有發了脫者，加人參六分，血分也，倍加當歸。

一　治久瀉痢。

一　治赤白帶。

一　治產後脫肛。

皮風搔瘡　遺溺　淋　濁　中滿　頭痛

一治中氣不足衛氣不舒以致
皮風搔瘡
一治陰陽不調水火不濟遺溺
一治勞淋傷損元氣下陷
一治胃氣虛弱下陷便濁
一治內虛脾胃下陷食不知味
五心煩熱
一治氣虛中滿不思飲食
頭痛加蔓荊子三分主頭痛腦痛痛
甚者加川芎治太陽經頭痛
頂痛腦痛加藁本五分主頭頂痛細
辛三分止少陰經頭痛
頭痛有痰沉重懶倦者乃太陰
厥陰頭痛加半夏五分或一丁

錢生薑三片

内傷勞倦陰虚頭疼加川芎天

麻防風蔓荊子

耳鳴目黄頬頷腫脛肩臑

肘臂外後廉痛面赤脉洪加

羌活一錢防風七分甘艸三

分（益元氣瀉火）藁本五分（通經血）黄

連黄芩各三分（消腫）

煩亂如腹中或身中有刺痛皆

血澁不足也倍當歸身五分

嗌痛

嗌痛頷腫脉洪大面赤加黄芩

三分桔梗七分甘草三分

口乾

口乾嗌乾或渴加葛根五分

胃氣上行以潤之

口乾

口乾舌乾加竹葉主消渴麥門冬

心下痞嘈雜悶者加芍藥宣連

藏府壅氣黃連各一錢

如痞腹脹加枳實主心下痞二分

厚朴七分木香砂仁各三分

如天寒加乾薑

心下痞嘔逆加生薑黃連陳皮

冬月少加藿香丁香

心下痞脉滑緩有痰加半夏黃連

心下痞脉弦四肢滿閉便難加

柴胡黃連甘草

心下痞能食加黃連

腹痛

腹痛加炒白芍五分炙甘草五分

腹痛惡熱喜寒加白芍五分炙

甘草三分　生黄芩三分

天涼時惡熱腹痛加白芍五分

炙甘草三分少加桂

天寒腹痛去白芍加益智

半夏五分生薑三片

冬月腹痛不惡寒反惡熱加黄芩五分白芍一錢甘草五分

恶寒覺腹冷痛加桂心五分

腹痛水瀉伏火加白芍豬苓不

川仙加紅花少加黄柏伏之

臍下

臍下痛加熟地黄五分其痛立止

如不止乃大寒也更加桂

三分

[illegible] 胸中滯氣加蓮翹青皮一分或

二分痰滯可用氣促少氣者

去之

[illegible] 多吐唾或吐白沫胃口上停寒

也加益智（止嘔吸攝涎唾）砂仁

濕 身有疼痛者濕也身重者亦濕

也加四苓散一錢（四苓散加即五苓去桂也用赤茯苓白朮豬苓澤瀉）

風濕相搏一身盡痛加羌活柴

胡藁本各五分升麻蒼朮各

一錢如病去勿再服

如大便秘澁加當歸梢一錢閉

澁不行者煎成正藥先用一

已調玄明粉五分或一錢得
行則止此病不宜下下之恐
變内證也
大便溏泄不已加附子一錢穀
不化加砂仁
内傷脾胃氣虛下泄加肉豆蔲訶子
久病痰喘去人參初病者不去
冬月或春寒或秋凉時加不
去節麻黄春月天温加佛耳
草三分款冬花一分治寒嗽及發痰
晒 化爲仮
夏月嗽加五味子二十五粒麥
門冬五分知母上生白胎滑
者胸中有寒勿加

夏月天温嗽加佛耳草款冬花
各五分
夏月不嗽亦加人参三分五味
子麦門冬（救肺火邪）
冬月嗽加不去節麻黄五分秋
涼亦加之
初病之人雖痰嗽不去人参必
不増添若久病肺中有伏火
去之以防痰嗽増益耳
冬嗽食不下乃胸中有寒或氣
澀滞加青皮木香　寒月加
益智草豆蔻各五分　春初
猶寒少加辛熱之剤以補春
氣之不足為風藥之佐（益智節宜）

脹 夏月加芩連 秋月加
檳榔砂仁 長夏濕土客邪
太旺加蒼朮白朮澤瀉上下
分消其濕熱之氣濕熱太勝
主食不消故食減不知穀味
則加神麴以消之加五味麥
冬助人參瀉火補肺氣在三
伏中為聖藥
疰夏病加白芍炒黃柏有痰加
半夏大升麻柴胡
脇痛 脇下急或痛倍柴胡人參甘草
精神少 精神短少加人參五分五味子
二十粒
胃痛 胃脘當心痛加草豆蔻三分瘦

甚人白朮參耆有用至二十六
兩者

勞力感寒

辛苦勞役之人患頭痛惡寒身
熱又骨髓酸疼微渴自汗脉
浮大無力飾養且為勞力感
寒加辛溫之劑

小便數

腎虛有熱小便數加知母黃栢
生地黃麥門冬

遺尿

傷寒汗下後熱不解陰虛火動
而遺尿者加黃栢知母生地
麥冬五味

勞復

傷寒後勞復発熱氣高而喘身
熱而煩四肢急惰只依本方

失精

夢中失精或虛勞頃盜或自汗除

食不消　不卧　虛　自汗盜汗

虛不足者加熟黄栢知母各一
錢五味子九粒麥門冬一錢
半
有痛食不消心下痞者去柴麻
以人參加枳實消遣各一錢至之
不能臥者加遠志酸棗仁各一
錢茯神一錢半
脉虛弱人倍人參
自汗盜汗倍黄耆
胃弱食少倍白术
外熱多倍乾葛柴胡
附本方加減湯名治病
補中益氣加黄栢知母湯即本方加
黄栢知母

治狐疝。狐疝者，晝則氣出而腎囊腫大，夜則氣入而腫脹背消。 呉山甫曰：夫狐之為物也，晝則出穴而溺，夜則入穴而不溺，以斯證肖之，故名之。爲晝屬陽，夜屬陰，晝病而夜否者，氣病血不病也。故用參、耆、草、白朮以益氣，升麻、柴胡以舉其下陷之陽，黄柏、知母以益夫不足之坎，當歸、味辛以活其壅滯之血，陳皮、氣芳以利其陳腐之氣。

外陽益胃湯 即本方加神麯、牛黄、芩。

治婦人經候凝結，黒血成塊。

左邊有血痢水泄不止穀不消化後血塊恐下併水泄倶作 夫血脫益氣古聖人之法也先補胃氣以助生發之氣故陽生陰長諸甘藥爲之先務殊不知甘能生血此陽生陰長之理也故先調胃氣蓋人身内以穀氣爲本也

又治内虚脾胃下陥食不知味五心煩熱 又治陽氣下陥泄瀉加桔梗

人參益胃湯 即本方加益智黄芩去歸蒼术紅花

治頭劳動則微痛不喜飲食四肢怠惰躁熱短氣口不知

昧腹鳴大便微溏身體昏悶覺渇不喜冷物

補中益氣去當歸湯 即本方去當歸

治滑泄痞悶 內經曰清陽在下則生飧泄濁陰在上則生䐜脹病由中氣不足而不能升清降濁耳參耆甘草白朮所以補中陳皮所以利氣柴胡升麻所以升舉下陷之陽清陽升則濁陰自降濁降則痞悶自除清升則飧泄自止去當歸者惡其滑利故也

調中益氣湯 即本方去當歸加蒼朮木香

治因飢飽勞役損傷脾胃元

氣不足其脉弦洪緩而沉按之中之下時得一濇其證四肢倦怠肢節疼痛難以屈伸身體沉重煩心不安背肥令瘦口失滋味腹難舒伸大小便清利而數或上飲下便或大便澀滯或夏月飧泄米穀不化或便後見血或便見白膿胸滿短氣咽膈不通痰唾稠粘口中沃沫食入反出耳鳴耳聾目中流火視物昏花努肉紅絲熱壅頭目不得安卧不思飲食或氣虛中滿等證

附加減在後

如是頭熱躁是下元陰火蒸蒸然發也加生地黄二分黄栢三分

如大便虛坐不得或大便了而不了腹中常々逼迫皆是血虛血澀也加當歸身三分

如身體沉重雖小便數多加茯苓三分黄栢三分澤瀉五分蒼术一錢時暫從權以去濕也不可常用兼足太陰已病其脉亦絡于心中故顯濕熱相合而煩亂

如胃氣不和加半夏五分生薑三片有痰加生薑汁地黄二分以制半夏之毒

如痰厥頭疾，非半夏不除，此足
太陰脾邪所作也。
如躁熱，加黄栢、生地黄各二分。
如夏月，加白芍三分。
如春月腹痛，亦加白芍。
如恶熱而渴，或腹痛，加白芍、生
芩各二分。
如恶寒腹痛，加桂心三分，去黄
芩。
如冬月腹痛，去芍藥，加乾薑二
分，或加半夏五六分，以生薑
制之。
朱腸順氣湯即朮、广，去白朮，加半夏、草豆蔻、神麴、
黄栢。治飲食不節，勞役所傷，腹

脇滿悶短氣遇寒則口淡無味遇夏雖熱猶有悪寒飢則常如飽不喜食冷物

調榮養氣湯（即本方去升麻加生地黄川芎細辛羌活防風）治頭疼身熱悪寒微渴濈然汗出身作痛脚腿痠疼無力沉倦脉空虛無力庸醫不識因見頭痛發熱悪寒便呼爲正傷寒大發其汗致輕反變重脉不知勞力内傷氣血外感寒邪宜少用辛苦温之劑則愈名曰勞力感寒症經曰勞者温之損者温之温能除大熱此之謂也

附陶節菴加減并捷法

元氣不足者加升麻少許須
知元氣不足者至陰之下求
其升提

口渴加天花粉知母
喘嗽加杏仁去升麻
胸中煩熱加山梔竹茹
汗出不止加芍藥去升麻細
辛乾嘔加姜汁炒半夏
胸中飽悶加枳殻桔梗去生
地黄甘草少許用黄蓍白术
痰盛加瓜蔞仁貝母去防風細
辛
腹痛去黄蓍白术加芍藥乾薑

有因血鬱内傷有痛処或大便
黒加桃仁紅花去芍藥細辛
羌活防風黄蓍白朮甚者加
大黄下盡瘀血則愈後依本
方去大黄調理
按東垣立方本旨云夫脾胃虚
者因飲食勞倦心火亢甚而
乘其土位其次肺氣受邪須
用黄蓍最多人参甘草次之
脾胃一虚肺氣先絶故用黄
蓍以益皮毛而閉腠理不令
自汗上喘氣短損其元氣用
人参以補之心火乘脾用甘
草之甘温以瀉火熱而補脾

胃中元氣若脾胃急痛腹中急縮者宜多用之經云急者緩之白术甘草苦甘温除胃中熱利腰臍間血胃中清氣在下升麻柴胡以引黄耆甘草甘温之氣味上升能補衛氣之散解而實其表也又緩帶脉之縮急二味苦平味之薄者陰中之陽引清氣上升也氣乱于胸中爲清濁相干用去白陳皮以理之又能助陽氣之上升以散滯氣助諸甘辛爲用也脾胃氣虚不能升浮爲陰火傷其生發之氣

榮血大虧榮氣不榮陰火熾
盛是血中伏火日漸煎熬血
氣日減則心無所養致使心
亂而煩病名曰悗悗者心惑
而煩悶不安也故用甘溫之
劑生陽氣陽生則能生陰血
更以當歸和之宜少加黃柏
以救腎水能瀉陰中之伏火
如煩不止加生地黃補腎水
水旺而心火自降
吳山甫曰中氣者脾胃氣也
五臓六府百骸九竅皆受氣
于脾胃而後治故曰土者萬
物之母若飢飽勞役傷其脾

胃則衆體無以受氣而皆病
故東垣謂諸以脾胃爲言也
是方也人參黄耆甘草甘温
之品也甘者中之味温者中
之氣氣味皆中故足以補中
氣白朮甘而微燥故能健脾
當歸質潤辛温故能澤土朮
以燥之歸以潤之則不剛不
柔而土氣和矣後用升麻柴
胡者升清陽之氣于地道也
蓋天地之氣一升則万物皆
生天地之氣一降則万物皆
死觀乎天地之升降而用升
麻柴胡之意從可知矣或曰

東垣謂脾胃一虛肺氣先絕故用黃蓍以益皮毛不令自汗而泄肺氣其辭切矣予考古人之方而更其論何也余曰東垣以脾胃為肺之母故耳余以脾胃為衆體之母凡五藏六府百骸九竅莫不受其氣而毋之是發東垣之未發而廣其意耳豈曰更論

第十七小柴胡湯 名本方加減湯十七方合柎湯名一方共計二十一方附于后

小柴胡湯方 仲景方 潔古名之三禁湯謂不汗不下不利小便也

柴胡 君 半觔 内經曰熱淫于内以苦發之柴胡黃芩之苦以發傳邪之熱故用柴胡爲君黃芩爲臣

黃芩 臣 三兩

半夏 佐 半升 邪初入裏裏氣必逆是以辛散之物爲助故用半夏爲佐

生薑 使 三兩

大棗 使 十二枚去核 内經曰辛甘發散爲陽故用生薑大棗爲使

人參 三兩

甘草 三兩 邪氣傳裏則裏氣不治故用人參甘草之甘温以扶正氣

右七味以水一斗二升煎至六升去滓再煎取三升温服一升日三服 或問此方分兩動以斤計與今難製方大

有徑庭何也曰此漢時方也蓋古之斤兩與此今不同故今之三兩為漢之五兩古之三升為今之一升也又問半夏黄芩與生姜而生姜惡半夏黄芩胡為同劑曰仲景製方之神妙如彼所畏者畏其能也我所惡者惡其毒也然主治在半夏黄芩不得不用故以生薑制其毒使不得以自縱也

一治太陽病十日已去脉細而嗜臥外雖已解設胸中滿痛者與服之

一傷寒五六日中風往來寒熱胸脇痛嘿嘿不欲飲食心煩喜嘔或煩而不嘔或渴或腹中痛或脇下痞鞕或心下悸小便不利或不渴身有微熱者

此湯主之

血氣弱腠理開因邪氣與正氣相搏結于胸中邪正分争往來寒熱休作有時默默不欲飲食藏府相連甚痛心下邪高致嘔也此湯主之

傷寒五六日身熱悪風頭項強脇下満手足温而渴者與服之

傷寒陽脉濇陰脉弦腹中急痛先與小建中湯不差者此湯主之

太陽病過經十餘日發汗吐下後四五日柴胡湯證仍在者

先與此湯嘔不止心下急鬱微
煩者爲未解也與大柴胡湯
下之則愈

傷寒五六日頭汗出微惡寒手
足冷心下滿口不欲食大便
鞕（音硬）脉細者爲陽微必有表
復有裏脉細亦裏也汗出爲
陽微此爲半在表半在裏也
脉雖沉緊不得爲少陰所以
然者陰不得有汗也今頭汗
出故知非少陰也可與服此
湯得屎而解

傷寒五六日嘔而發熱者柴胡
湯證具而以他藥下之柴胡

湯證仍在者復與小柴胡湯
陽明病發潮熱大便溏小便自
下胸脇不利者與此湯
陽明病脇下鞕滿不大便而嘔
舌上白胎者與服之上焦得
通津液得下胃氣因和濈
然汗出而解
外不解病過十日脉續浮者與
此湯
太陽病不解轉入少陽脇下滿
乾嘔不能食往來寒熱尚未
退吐下脉沉緊者此湯主之
若已吐下後發汗溫鍼譫語
小柴胡證罷此為壞證知犯何逆

以涼之吐而發
熱此湯主之

婦人中風七八日續得寒熱發作有時而經水適來適斷者此為熱入血室其血必結故使如瘧狀此湯主之

傷寒瘥已後更發熱者此湯主之

傷寒壞病前熱未除其脈陰陽俱盛重感寒邪變為溫瘧也

寒熱往來口苦胸脇滿者宜本方加芍藥少許桂枝主之若熱多者倍加柴胡寒多者倍加桂枝　邪熱多者本方合白虎湯一　痰多者本方合二陳湯

傷寒後飲酒復劇益痛者本熱
未解而飲酒則轉加熱盛而
痛增若脉弦大者須此湯加
葛根黄連烏梅
加胸中煩而不嘔去半夏人参
加瓜蔞仁煩者熱也嘔者氣逆也今煩而不嘔則熱聚而氣不逆邪氣欲漸成實也參甘恐補去之無助熱半夏味辛散去之以無逆氣也瓜蔞苦寒用之以通鬱熱于胸中
若渇者去半夏加人参之甘潤
瓜蔞根之苦潤相合
若腹中痛去黄芩加芍藥寒邪入裏裏氣不足寒邪壅之則腹中痛芩苦寒壯堅而寒中去之則中氣易和芍藥味酸而利中加之則裏氣得通又腹痛自

愈矣

若脇下痞鞕去大棗甘能滿中加牡蠣酸鹹耎硬

若心下悸小便不利者去黄芩之苦寒使蓄水浸行加茯苓之甘淡滲利則津液通矣

若不渇外有微熱去人参因微熱有表邪恐其壅内之物也加桂枝取汗発散解表邪也

若欬者去人参大棗生薑加五味子乾薑肺氣逆則欬参棗壅肺則肺氣愈逆故去之用五味之酸收斂肺氣乾薑之辛熱以散内之寒氣則欬自止若加葛根芍藥治少陽陽明合病

一治瘧疫久不瘥面黄肌瘦不調

浅深

一 治伏暑発熱汗渇水入心胞不能言語

一 治瘟疫脉尺寸俱弦数脇痛而耳聾少陽也此湯主之

一 治瘟疫大頭病発于耳之上下前後并頭角紅腫者是也若肌熱日晡潮熱或寒熱往来口渇咽乾脇満悶少陽也本方加消毒薬

附尚文治疫病在少陽者本方加防風羌活微發之而愈若見太陽證大便泄者本方去黄芩對五苓散尤當看脉

小便不利是膀胱本病本方合五苓散去桂若又太陰無熱證見者用理中湯此證必腹痛而瀉瀉止痛止仍用本方和之

春瘟発熱身痛咳嗽口渇脉浮洪而熱甚者本方加桂枝

治咳嗽加五味子渇去半夏加天花粉人参疫病胸膈満悶本方加枳實橘紅黄連如渇加石膏知母

吐血

一　治吐血蓋由酔飽房労或酔後大怒觸動労血以致妄汗吐血者加天冬麥冬送下

一治風寒咳嗽發熱頭疼
一治肝膽有實熱令人口酸而
苦加柴胡草龍膽草青皮之類
一治瘡疽加連翹金銀花桔梗
一治因怒鬱積隱際腫痛發熱加
連翹金銀花天花粉
一治瘰癧乳癰便毒下疳等瘡
一治小兒寒熱似瘧

附本方加減湯名治病

小柴胡加五味子湯 即本方加五味子
治溫病發熱而渴不惡寒而
咳者

小柴胡加牡丹皮湯 即本方加牡丹皮
治婦人傷寒身熱脈弦而長

属陽明少陽往來寒熱夜躁晝寧如見鬼狀經水適來適断熱入血室不滿實者

小柴胡加地黄湯 即本方加生地黄 治婦人傷寒發熱經水適來適断夜躁晝寧譫語見鬼又治産後悪露方來忽断欲死又治婦人出疹經水適來若過四五日猶不止者此熱邪乗入血室壅迫血妄行宜服此清之又治痘癰

小柴胡茯苓湯 即本方加茯苓 治小便難潮熱腹痛

小柴胡芒硝湯 即本方加芒硝 治傷寒

十三日不解胸脇滿而嘔日晡潮熱已而微利此本柴胡湯證下之不得利今反利知非其治也潮熱實也先以小柴胡解外後以本方治之

柴胡半夏湯即本方加麥門冬治痰熱頭痛手足寒熱

柴胡雙解散陶節菴方即本方加陳皮芍藥槌法加生艾汁三匙足少陽膽經受病耳聾脇痛寒熱嘔而口苦脈來弦數屬半表半裏宜和解此膽經無出無入有三禁不可吐汗利也止有小柴胡湯一方隨病加減再無別方立法加減在後如本經證小便不利者加茯苓本經證嘔者入薑汁竹茹脇痛加青皮痰多加瓜蔞仁貝母

寒熱似瘧加桂
渴加天花粉知母
齒燥無津液加石膏
嗽加五味子金沸草
心下飽悶未經下者非結胸
乃表邪傳至胸中未入于府
證雖滿悶尚爲在表本方加
枳梗求效不效對小陷湯加
桔梗以上俱本經論　虛煩
類傷寒加竹葉炒粳米本經
與陽明合病加葛根白芍藥
婦人熱入血室加當歸紅花
男子熱入血室加生地血
室者血海也衝脉爲血之海
男女均有此衝脉得熱血必
妄行在男子則下血譫語因
邪熱得入正陽明府在婦人
則寒熱似瘧

小柴胡加枳桔湯　即本方加枳殼桔梗

治痘疹後咳嗽脇痛由餘毒
在中陰陽之氣不得升降也
脇居一身之左右陰陽之氣
之道路也脇痛是氣不能升

降之故也但解毒毒氣去眞
氣行則着肯乎

小柴胡乾薑牡蠣湯 即本方加乾姜牡蠣
治瘧而胸脇滿脹

小柴胡芒硝大黃湯 即本方加芒硝大黃
治婦人傷寒頭痛脈浮醫反
下之邪氣乘虛而入經水閉
不行心下結硬口燥舌乾寒
熱往來狂言見鬼狀脈沉而
數者

柴胡桂枝湯 即本方加桂枝芍藥 治發熱
自汗或寒熱自汗

加味小柴胡湯 即本方加黃連白芍玄參升麻
附加減
治病

發斑肌熱潮熱或往來寒熱口苦咽乾目眩耳聾脇痛胸滿心煩或乾嘔或煩渴或嗽俱依此湯

口燥渴去半夏加天花粉咽痛加桔梗倍甘草嘔加生薑斑毒出盛加犀角牛蒡子毒盛加青黛胸中煩悶不利加瓜蔞仁痰火上留加桔梗知母貝母瓜蔞仁桑白皮喘而舌燥煩渴脉數大枳實加石膏脇痛胸滿不利加枳殼桔梗心下痞硬加枳實黃連倍用

小柴胡加生薑橘皮竹茹湯 即本方加生薑橘皮竹茹 治陽證咳逆潮熱

小柴胡去棗加牡蠣湯 即本方去棗加牡蠣 治水結胸中

小柴胡去黃芩加茯苓湯 即本方去黃芩加茯苓 治嘔而發熱胸脇滿

小便不利

小柴胡去黃芩加芍藥湯（即本方去黃芩加芍藥）治下後陰弱生熱脈微惡寒又治寒熱往來脈弦腹痛

小柴胡去半夏加人參栝蔞湯（即本方去半夏加人參栝蔞）治發熱而渴又治瘧疾微勞不任經年不差差後復發名曰勞瘧

小柴胡去參棗加五味子乾薑湯（即本方去參棗加五味子乾薑）治少陽寒熱胸滿泄瀉

大柴胡湯（即本方加大黃赤芍枳實去人參）治傷寒十餘日熱結在裏復

往來寒熱
治太陽病過經十餘日二三
日下之嘔不止心中微煩
治太陽與少陽合病頭痛腰
痛往來寒熱胸脇疼痛而嘔
治傷寒發熱汗出不解心中
痞鞕嘔吐下利
治傷寒太陽病未解脉陰陽
俱停必先振慄汗出而解但
尺脉實者此湯下之乃解
治傷寒六七日目中不了了
睛不和無表裏證大便難身
微熱為實也急宜此湯下之
治陽明病發熱汗多

治陽明病心腹脹滿而短
氣潮熱者邪在裏為實者
治傷寒無表裏證發熱七八
日脉浮數者以此湯下之
治腹滿不減者
治腹滿痛為實者
治汗出譫語有燥屎此為風
也須下之過經乃可下之
若早者語言必亂以表虛裏
實故也下之乃愈
治煩熱汗出則解又如瘧狀
日晡所發熱者屬陽明也脉
實者與之
治少陰下利清水色純青心

下必痛口乾燥者
治傷寒後脉沉沉者内實也
治内傷飲食鬱在裏身熱煩
燥日晡發熱如瘧狀脉實而
滑數者 治春溫發熱身痛咳
嗽口渴脉實而熱甚渴者加
知母石膏
治瘟疫發狂不知人加當歸
治瘟疫胸膈滿悶大便不通
治瘟疫内熱大便難病後五
六日不惡寒反惡熱
柴胡飲子 即本方去半夏大棗
加大黄當歸芍藥
治一切積熱肌膚骨蒸往來
寒熱及傷寒發熱汗不解骨

蒸瘀痰喘嗽婦人經水不通等疾　又治痘瘡初出毒熾血聚成黑色頭焦黑者乃米血不流行內外毒氣壅遏此證甚危其人必大小便秘喘急煩躁也　又治痘瘡大便硬或二三日不更衣痘瘡始終要大便疎而潤謂之裏氣和若有些難即毒邪留伏于裏腸胃壅遏不得運化故也　又治痘疹出不快熱甚大渴腹脹滿大便不通煩躁此毒壅於內也　又治痘疹發熱微乍出及密者必口燥渴唇

焦裂小便赤少大便秘身雖不大熱却而毒深然此毒深熱亦深故表不大熱而裏熱也宜以此下之

附 本方合和湯名治病

柴苓湯 即本方合五苓散 治傷寒表證未解外邪相入半表半裏又治傷寒發熱及雜病發熱又治瘧疾發熱而泄瀉又治發熱煩渴嘔吐

第十八 涼膈散 本方加減合和湯名各本

方一方共八方計四中

芍藥附子屈一方 湯桂枝麻黃杏仁 劉

連翹 两 薄荷 大黄 两半 甘草

山梔 黄芩 芒硝 半

右為麤末每服五錢水一盞煎至七分溫服或加竹葉

二十片

治諸風痰癱瘓手足搐搦筋攣寒

[illegible]

治傷寒表不解半入于裏下症
未全者
治下後燥熱怫鬱結于内心煩
懊憹不得眠
治胃中濕熱上蒸自汗
治心火上盛膈熱有餘目赤頭
眩口瘡唇裂
治三焦六經積熱
治臟府積熱煩渴咽燥喉痺
治鼻衄吐血衄歸芍各五錢生地黃一兩
治咳嗽痰涎
治淋閉大小便不通
治譫語狂妄腸胃燥澁
治風熱內壅

治疴形發功
治痘疹裏熱去大黃加桔梗
治痘瘡熱極黑陷
治痘瘡熱甚黑陷腹滿喘急小
便赤將死者加枳實厚朴約
以下之得利者立效
治痘瘡表裏俱熱純陽無陰證
治斑疹欲發之加防風荊芥
治斑疹加葛根一兩荊芥赤芍
川芎防風桔梗各半兩
治風熱上攻耳聾
治咽喉痛涎嗽加桔梗一兩荊
芥半兩
治嗽而嘔加半夏一錢半生薑

三片

○治淋瀝加滑石四兩茯苓一兩

治風眩加川芎防風各五錢石

膏二兩

治酒毒加葛根一兩

治小兒驚風熱極

退表裏熱加益元散效速也

附本方加減湯名治病

活命金丹 即本方加青黛藍根 治中風神

不清

轉舌膏 即本方加遠志菖蒲朱砂爲衣 治中

風瘛瘲舌塞不語

淸心湯 即本方加黃連五錢 瀉三焦六經之火

附本方合和湯名治病

三和湯本方合四物湯治月經不通

小青囊五之卷終

小青囊卷之八附目録

第十九五苓散 方十八十

加味五苓散 加車前子生薑燈心

茵蔯五苓散 加茵蔯

山梔五苓散 加山梔

金砂五苓散 加海金砂芎藭甘草滑石石葦

四苓散 去桂

辰砂五苓散 去桂加辰砂

豬苓湯 去澤瀉桂

桂苓白朮丸 去豬苓加生薑瀉半夏陳皮

胃苓湯 合平胃散

春澤湯 合四君子湯

甘露飲合益元散去豬苓加石膏寒水石

桂苓甘露飲合益元散加寒水石

桂苓白朮散合益元散加石膏寒水石

第二十理中湯附方十四

理中丸理中湯以蜜丸

附子理中湯加附子

枳實理中湯加枳實茯苓

理中加丁香湯加丁香

治中湯加青皮或加陳皮

補中湯加茯苓或橘皮蜜丸名調中丸

增損理中丸加瓜蔞牡蠣枳實黃芩蜜丸

四順湯去白朮加茯苓附子

四順丸加甘一倍

連理湯加茯苓黃連

黃芩湯加黃芪白芍

溫中丸去乾姜

和中湯去人參加厚朴

第二十一防風通聖散附方三

通聖菊花丸加菊花地骨皮生地黃

通聖天麻丸加天麻菊花熟地黃

雙解散合益元散一兩加葱白十莖豆豉一合生姜半兩

第二十二黃連解毒湯附方十三

三黃石膏湯加石膏麻黃淡豆豉

加減瀉黃散加茵蔯澤瀉茯苓

三補丸去山梔子

三黃瀉心湯去山梔子

三黃熟艾湯去山梔加熟艾

金花丸去山梔加大黃水丸

三黃丸去山梔黃栢加大黃

二黃湯去山梔黃栢加生甘草

聚金丸去山梔黃栢加防風

連栢二物湯去山梔黃芩

梔子柏皮湯去芩連

解毒四物湯合四物湯

解毒丸合神芎丸

小青囊湯名鈔　六

秣陵求如王良璨玉卿氏編次

東官　鄧逢年子用甫助梓

第十九五苓散　本方加減湯名八方合和湯名五方共計十一三方附于后

五苓散方　仲景方　苓者令也，通行津液，尅伐腎邪，專為號令者，苓之功也，故曰五苓散也。○太陽膀胱經之下藥，太陽高則汗而發之，下則引而竭之，使邪從膀胱出也。

茯苓　君　經曰：淡味滲泄為陽，水飲內蓄，須滲泄之，必以甘淡為主，故用此甘平者為君。

猪苓　臣　去皮，各半兩

白术　佐　土炒，半兩　脾惡濕，水飲內蓄則脾氣不治，益脾勝濕，必以甘溫為助，故用此為佐。

澤瀉使一　經曰鹹味湧泄
兩　必以鹹為助為陰泄欲導滯
故用此為使
桂　使去麁皮半錢　水氣不行則腎
燥急食辛以潤之散氣燥經曰腎惡
燥滋腎必以此為使

右為末每服二錢熱湯或米
飲調下日三服加滑石二兩
尤佳

一

治傷寒太陽病後汗後太汗
出胃中乾煩躁不得眠欲飲
和

治傷寒中暑大汗後胃中乾煩
躁不得眠

治傷寒表裏俱熱欲飲水反吐名
曰水逆

治傷寒或攻解當汗而反
下之利不止
治霍乱熱多欲飲水者陽邪也
呉山甫曰邪在上焦則吐邪
在下焦則瀉邪在中焦則既
吐且瀉名曰霍乱霍乱責之
裏邪責之水穀是方也桂能
建中朮能安穀茯苓猪苓澤
瀉能安水水穀得安則霍乱
自止
治傷寒脉浮表不解自利
治胃弱小便少減滋二令沢瀉加白朮甚
治傷寒小便不利而渇呉山甫
曰水道為熱所秘故令小便

不利不利則不能運化津液故令渴水無當於五味故用淡以治水茯苓澤瀉白朮猪苓能有或潤或燥之殊然其爲淡則一也故均足以利水桂性辛熱辛熱則能化氣經曰膀胱者州都之官津液藏焉氣化則能出矣此用桂之意也桂有化氣之功故並攝曰五苓濁陰既出下竅則清陽自出上竅又熱隨溺而泄則渴不治可以自除雖然小便不利亦有汗下之後内亡津液而致尤不可強以五

苓散利之然則之見重亡津
液益虧其陰。卧曰大下之後
復発汗小便不利者亡津液
故也勿治之得小便利必自
愈。師又曰太陽随経之邪
直達膀胱小便不利其人如
狂者此太陽之邪不傳他經
自入其府也五苓散主之亦
是使陽邪由溺而泄耳
治傷寒渴欲飲水水入即吐吐
已復渴名曰水逆由心經受
熱而小腸不利也宜服之
治発黄。戴元禮曰発黄有陰陽
二證陽證発黄留熱蓄在脾

胃瘀熱與宿穀相搏鬱蒸而
黃凡病人身體發熱頭面汗
出頭以下都無汗渴飲水漿
小便不利通身頭目悉黃身
乾無汗溺反不利則熱不外
越必蘊蓄而成黃證宜五苓
散用茵陳煎湯或梔湯調服
治陰黃戴元禮曰陰黃乃太陽
經中濕體痛發熱身如薰黃
終不如陽黃之明如橘子色
也當問其小便之利與不利
小便自利用术附湯小便不
利大便反快者服本方
治渴者戴元禮嘔而渴者浸

冷香薷湯主之。本方加?而渴者，
本方合平胃散。瀉而發熱
者，本方合平胃散。身煩熱
者，服本方。熱而汗多，畏風
甚者，服本方。暑氣攻心，服
內，刺痛。小便不通，本方加木
香。且暑飲酒，引暑入脾，內
濕熱與暑氣相併，發熱大渴，
小便不利，甚已衄血，本方去
桂，加黃連。有因傷暑用水
沃面，或入水洗浴，暑濕相搏，
自汗發熱，身重，小便不利，脈
本方。傷暑而大汗不止，甚
則真元耗散，宜急收其汗，本

方倍桂或加黄芪如朮之數
治傷濕戴元禮曰若因浴出未
解裙衫身上未乾忽爾熟睡
攻及腎經外腎腫痛腰背彎
曲服本方
治傷酒惡心嘔逆吐出宿酒昏
冒眩暈頭痛如破
治腫戴元禮曰腫病不一遍身腫
四肢面腫脚腫方謂之水氣
然有陽水陰水腫總名曰腫
也寒熱氣所鍾聚也應陰水
陽水及蠱脹服藥外並宜赤
小豆粥佐之凡徧身腫煩渴
小便赤澁大便多閉此屬陽

水亦有雖附溼而不便已利
若此不可更利。本方加木通
大腹皮半錢以通小便　感
溼而腫者其身雖腫而自腰
下至脚重腿脹滿尤甚于身
氣或急或不急大便或溏泄
不渴但宜通利小便多服本
方加木瓜大腹皮蘿蔔子
有患生瘡用乾瘡藥太早致
遍身腫不可妄施攻擊若大
便如常或以自利當迎其氣
自小便導之本方合五皮散
若腫只在下本方合除濕湯
加木瓜病後浮腫此係脾虛

本方一分平胃散二分

治蠱脹

治脚氣藏元禮曰若久履濕而得兩脚或腫或瘡本方加木瓜蘿蔔子各五分大黄一錢

脚氣小便不通本方合除濕湯加木瓜若大小便俱不通本方合復元通氣散 附除濕湯方即半夏厚朴蒼术各二両藿香陳皮去白茯苓白术各一両甘草炙七錢薑棗並復元通氣散即茴香川山甲各一両[illegible]牽牛玄胡甘草陳皮各二両木香半両

治陰頽氣藏元禮曰陰嚢一核偏墜或俱腫脹或一核縮入小腹用手按捺方得還舊是

爲癩氣若大小腸不通本方
合木香丸法用班猫十個去
頭足翅剉糯同炒木香丸炒
去班猫出火毒罐盛煎灯心湯
調五苓散下木香丸六七十
丸或用燈心葱入木通内煎
去燈心葱調五苓散○木香
茴明炒香牛蒡茄枳榔蔾朮
破故外用遂巴根各四十
兩黑牽牛炒取頭末一兩
二十兩木香二十兩荊芥
大苦此

小腸氣　藏元體虛氣因寒聚
爲疝血因寒聚爲瘕即是疝
氣今謂之膀胱疝並莖縮痛是
症小腹拳痛小腸間相牽皆可

用本方加茴香五分或一錢
若逆上攻心下不覺痛而見
心痛者宜用生韭菜自然汁
和本方爲丸茴香湯下
伏暑衄者茅花湯調下
伏暑吐血茅花湯調下
小便血　蕐元禮曰痛者爲血
淋不痛者爲尿血尿血本方
合四物湯若服藥不効其人
素病于色者乃虛證本方合
膠艾湯吞鹿茸丸或附子八
味丸或辰砂妙香散　若小
便自清後有數點血者本方
加赤芍一錢少許如神不而

色紅却無石淋之痛亦屬虛
證木方合膠艾湯或香鹿茸
丸或八味丸或辰砂妙散
若血氣凝滯陰癩之間竅道
閉塞致使莖腫或囟忽痛而
得者並用木方灯心湯調下
外用荊芥木通甘草湯洗
○附膠艾湯方即四物湯加
阿膠艾甘草
鹿茸丸牛膝鹿茸五味各二
兩石斛棘刺杜仲陽起石巴
戟山藥兎絲子附子川練肉
蓯蓉桂心澤瀉各一兩沉香
十兩酒糊爲丸
妙香散麝香一錢人參半兩
木香二錢半辰砂三錢桔梗
甘草各半兩遠志茯苓茯神
黃芪山藥各一兩爲細末
○八味丸見第七卷二十七
方附一
方二

小便急　戴元禮曰若小便常急徧數雖多而所出常少放了復急不澀痛却非淋證亦有小便畢少頃將謂已盡忽再出些者多因自忍尿或忍尿行房事而然宜本方減澤瀉之半加阿膠吞八物丸

淋閉　戴元禮曰古名曰癃〻者罷也不通爲癃不約爲遺小便滴瀝澀痛者爲淋小便急滿不通者爲閉但用本方以燈心湯下

小便不通臍下脹燈心湯下

小便澀痛常急欲溺及去點

淋痃莖中痛不可忍者此五淋
痳木方加附子七分或加車
前子木或合益元散排膿成
淋木方疏腫加木通滑石燈
心雖發為赤研麥門冬並進
根莖草前莖中白能且痛木調ト
淋瀝有血者名木方合五淋散
小便難澀如淋不痛而癢化
屁癘木方合妙香散○
方○小便血條下見木一
兩茯苓赤小赤少々六川芎桃仁冷各二十一兩為末
异癘由感冒暑氣或膏粱厚味中
所癎之物坐臥中熱魔證狀
異藥漏略同木方加車前子

兼進來復丹○来復丹方硝石一兩同硫黄一兩爲末磁器内微火炒用柳木篦攪不可太過研細名二氣末加太陰玄精石研飛一兩五靈脂青皮陳皮去白各二兩硫黄明者一兩醋糊丸豌豆大毎服米飲下三十丸

○交腸 戴元禮曰交腸之病大小便易位而出蓋因氣不循故道清濁混淆本方合調氣散各一錢加阿膠末五分白湯調下○調氣散方白豆蔻丁香檀香木香各二兩藿香甘草炙各八兩砂仁四兩爲末毎服二錢

痢 戴元禮曰赤痢血色鮮血或如蛇蟲形而間有血鮮者此屬熱痢本方加木香五分

粟米少許下香連丸　若因
感著氣而成痢者其人必自
汗發熱面垢嘔逆渴欲引飲
腹內攻刺小便不通痢血頻
併本方合香薷飲加黃連一
錢白湯調下或蜜水○香薷飲方香薷厚朴扁豆
酒渴乾葛湯調服

疸

戴元禮曰疸大略有五黃
脾土色脾臟受傷故病見於
外通身面目悉黃者本方加
茵陳或本方合平胃散　酒
疸因飲酒過傷而黃俗名酒
黃本方加乾葛湯或梔子作

湯調下二三錢
治中濕昏躁
一切留飲水停心下　牛直叢
湯下或加葶藶
咳嗽　昊山甫曰水寒射肺而
成咳嗽者此方主之上焦有
水渴飲京水水爲水格不得
潤下停留於肺水寒射肺故
令人咳嗽淡足以滲水故用
茯苓猪苓澤瀉白朮辛溫足
以散寒故用桂心非水寒爲
惡則苓非所宜
○咳嗽加五味
頭痛加川芎

心煩加麥門冬
噦逆加人參
痰多加半夏
喘加馬兜鈴
喘嗽煩心不眠加阿膠宴月新
汲水調下
大便閉加黄芩
胸中氣塊加三稜莪朮
治瘦人臍下悸動吐涎沫而欬
一服若求也
熱加青皮
盗汗加麻黄根
目赤加赤芍石膏
附本方加減湯名治病

加味五苓散 即本方加車前子生薑燈心

治伏暑及胃濕泄注下或煩

或渴或小便澁

茵蔯五苓散 即本方加茵蔯 治発黄小

便不利 丹溪曰疸證不必

分五同是濕熱也疸病黄之

名也五者黄汗黄疸酒疸穀

疸女労疸也 茵蔯氣微寒

而味苦平為陰中之陽泄兼

濕熱而治之也故為黄家君

主之藥 茯苓猪苓澤瀉白

朮味平而淡故可以滲利小

水 官桂取其辛熱能引諸

藥直達熱邪蓄聚之處經曰

其水蓄於此之謂也
山梔五苓散即本方加山梔治小兒疸
發渴心煩者調下
金砂五苓散即本方加海金砂芍藥甘草滑石石
兼治五淋
四苓散即本方去桂治濕生于內水
瀉小便不利。經曰濕勝則
濡瀉故濕生于內者令人水
瀉濕併于大腸故小便不利
白朮燥而滲燥則能健脾滲
則能利濕 茯苓甘而滲甘
則能補中而滲亦滲濕也
豬苓枯而淡澤瀉鹹而滲枯
者有滲利而無補益鹹者直

能潤下、而兼滲利、丹溪曰、治濕不利小便、非其治也。

辰砂五苓散 即本方去桂、加辰砂減半。治中暑煩渇、身熱頭疼、霍乱吐瀉、小便赤少、精神恍惚。又治傷寒表裏未解、頭疼發熱、心胸鬱悶、唇口乾焦、神思昏沉、狂言譫語。又治暑氣攻裏、大渇不止。又治濕熱自汗小便不利。又治熱壅上焦咽喉疼痛、吞嚥乾物不若常時之潤、睡覺口乾、全無津液心頭煩躁。又治瘧疾瀉甚。又治小兒伏暑吐瀉作渇。

又治小便下血

猪苓湯 治嘔吐而病

在膈上後思水

桂苓白朮丸 即本方去猪苓加生薑甘草半夏陳皮

治消渴

附本方合和湯名治病

胃苓湯 即平胃散合四苓散 治水瀉 又

治暑濕由感冒暑氣或飲啖

日中所曬之物坐日中熱處

而瀉 又治痢赤白相雜者

加秦艽一錢○ 平胃散見第二十四方

春澤湯 即本方加人參 治無病自渴

與病瘥後渴 又治汗下併

霍亂吐瀉津液去多五內枯

燥而煩者

甘露飲 即本方合益元散去猪苓加石膏寒水石

治暑

桂苓甘露飲 即本方合益元散加寒水石

治伏暑熱二氣及胃濕泄注

下或煩或渴或小便閉澁者

桂苓白术散 即本方合益元散加石膏寒水石

治冒暑濕熱吐瀉轉筋腹痛者

○益元散方 滑石六兩 甘草一兩 爲末

第二十理中湯 本方加枳殼湯名十四方附后二 蜜丸名理中丸

理中湯方

人參 乾薑炮

甘草炙各一兩 白术土炒二兩

每服四錢水煎服服後啜粥少許溫覆衣被

霍乱吐利寒甚者倍乾薑　渴欲飲水者倍白朮　臍上築者腎氣動也去白朮加桂枝一兩或二兩

吐多者去白朮加生薑二兩

下多者倍白朮　如霍乱吐利而悸者加茯苓二兩　如霍乱兼之腹痛者不宜用白朮宜加大附子一枚（水浸文武火炮令裂表裏皆黄折去皮臍用）　如四肢拘急或轉筋亦去白朮加附子或加煅石膏一兩

腹中痛　凡腹中痛可按可揉者内虚也不可按揉者内實也

治中脘痛　王海藏曰中脘者属土脉沉遅内寒者與之

治飲食不節寒中陰經胸膈不快腹滿閉塞唇青手足冷脉沉細少

或腹急痛加青皮

飲酒過度及啖炙煿熱物発為鼻衄加川芎一兩或加乾葛去薑

傷酒晨起必泄加乾葛呑黄連丸　黄連丸用黄連十二兩酒五升煮乾為末糊丸空

【吐血】傷胃吐血加川芎乾葛或扁豆

治発熱吐利心下痞硬不渇

【渇】治傷寒譫語熱躁甚大渇喜飲

【吐利】治少陰病但欲寐又欲吐不吐
心煩至五六日自利而渇

治太陰病腹滿而吐食不下自
利益甚時腹自痛

治太陰病腹滿而吐食不下或
腹痛嘔吐脉沉者加半夏陳
皮厚朴藿香生薑寒甚加附
子

【嘔】胃虚嘔吐悪食不思食兼寒者
悪寒或食久還吐或朝食暮

吐暮食朝吐脉遲而微澁皆
虛寒也宜服此溫之

吐

無病之人卒然嘔吐定是邪客
胃府明知犯寒宜木方溫之

惡心

治惡心乾嘔欲吐不吐心下映
漾人如畏舩

蚘厥

治蚘厥爲胃寒所生經曰蚘者
長蟲胃寒即吐蚘加川椒五
粒檳榔五分

呃逆

治胃中呃逆

自利

治沉寒陰厥四肢逆冷唇青自
利脉微

陰黃

傷冷中寒脉弱氣虛變爲陰黃
加茵蔯

痞

治胃痞善饑而不能食食而支滿腹大

結胸

治誤下初未成結胸　活人云若誤下了初未成結胸者急頻與理中湯自然解了更不作結胸蓋理中治中焦故也此古人亦說不到後人消息得之

奔豚

奔豚去朮加桂或加呉茱萸

失音

治四肢強直失音不語

慢驚

治慢驚脾胃虚寒泄瀉

小兒脾胃不和

治小兒脾胃不和心腹疠痛痰逆悪心嘔吐心下虚煩痞滿膈塞不通飲食減少短氣羸

小兒腰痛

痘泄

痘後泄

因温中逐水止汗去濕泄瀉
下水穀不分腹中雷鳴霍亂
吐瀉手足厥冷
治小兒受寒腰痛
治痘大便瀉則裏虛宜止其瀉
加訶子於豆蔻丸方○豆蔻丸即肉荳蔻五錢木香砂仁龍骨訶子肉各五錢赤石脂枯礬各七錢半麵糊丸黍米大一歲服三十五丸米飲下
治痘後泄瀉　泄瀉有二證如
能食而渴脉盛者此熱入大
腸也渴者内熱也食能多者
邪熱殺穀也脉盛而數熱極
也如食少不渴脉微小此裏
氣虛不能禁固水穀也宜本

左攻劑先加熟附子
治痘腹痛便清者受冷也加桂
原無腹痛或飲冷而痛同治
治痘有外感寒而内傷冷有陰
陽不和被冷激相搏於裏不
能發外令人脹喘痘色白而
無血腹中虛鳴
治痘内虛而不能使陽氣以副
榮衛者出而復沒斑點白色
或黒色其人必不能乳食大
便自利或嘔或厥此胃虛而
不能出謂之伏陷也加黄耆
官桂或因誤下後毒氣入
裏而黒陷者宜温養而表出

治傷寒兩感

之先以本方溫裏後以桂枝葛根湯疎解于表○桂枝葛根湯(即桂枝湯加葛根方見第四卷桂枝湯附方)

附本方加減湯名治病

理中丸(即本方爲丸)以治傷寒兩感拘急三焦氣虛自汗及手足汗出或手指攣或脉體振搖腰腿沉重面赤目紅但欲睡眠頭面壯熱兩脇熱甚手足自溫兩手心熱自利不渴大便或難或如常度或口乾咽燥或渴欲飲湯不欲飲水或少欲飲水嘔噦間作心下痞悶腹中疼痛或時喜笑或

時悲哭或時大息或時言語錯亂痴作譫語者非也神不守舍耳於得病於癖癡之間或恐悸頭項不甚痛行步只如舊此陰盛陽虛之故也兩手脉浮沉不一或左或右往來不定有沉濇弱微弦五種陰脉形狀按之全無力浮之損小沉之亦損小皆陰脉也宜先緩而後急先緩宜先用黃耆湯○黃耆湯即本方加黃耆白芍藥也如大便秘結用調中丸○調中丸即本方加茯苓也後急用朮朮丸又治虛寒咳嗽又治小兒

腹痛　中脘痛　中焦痛　喘促　傷寒

厥陰臟寒吐長蟲或胃中虛
又治瘂後聞食即吐蚘此是
胃久虛蟲無所食故聞食臭
即吐食已易飢加烏梅肉黃
連川椒
附子理中湯即朮方加附子治腹痛不
可按揉內實者　又治中脘
痛脈沉遲內寒者　又治口
食冷物客寒犯胃中焦痛甚
脈沉遲者　又治脾肺虛寒
痰涎壅塞少有動作喘嗽頻
促脈來沉細者　又治腹痛
額頭黧黑手足拘引脈沉下
無氣以息而暴死者　又治

傷寒吉田悉手足厥逆吐逆者
又治五臟中寒四肢強直失
音不語　又治痼冷太陰腹
痛吐利寒厥　又治症手足
厥逆此陽氣欲脫必自利不止
或吐脈沈細微弱或浮大而虛
枳實理中湯即本方加枳實茯苓治寒實
結胸雖痛而無熱煩躁等證此
因下後虛逆寒氣獨結也

結胸

枳實理中丸即本方加枳實茯苓為丸治傷
寒結胸雖痛心膈高起手不
得近用大陷胸湯不差者此
是下後虛逆氣已不理而毒
復上攻氣壅相搏結于胸中
當用此丸理其氣以除諸疾

食積 霍亂 吐瀉

吐

又治寒實結胸雖痛而無煩躁等證此因下後虛逆寒氣獨結也

理中加丁香湯即本方加丁香治嘔吐腹痛呉山甫曰嘔吐而痛即止者爲火嘔吐而痛不止者爲寒然寒則收引胡爲能吐師曰寒勝格陽故令吐也治寒以熱故用丁香乾薑之温吐多損氣故用參白朮甘草之補

治中湯即本方加青皮陳皮治食積心腹滿痛　又治霍亂吐瀉　又治胃中虛過傷生冷鮮膾吐逆不止　又治食冷物停滯傷脾脾之氣不磨所食之

物不能消化瀉出食物故加乾薑又治嘔吐加青皮半夏

泄瀉

補中湯（即本方加陳皮茯苓名調中丸）治脾胃不和寒而作泄又治泄瀉

結胸

增損理中丸（即本方加括蔞根牡蠣枳實黃芩茯苓）治結胸服大小陷胸湯不愈者宜與之一丸水煎服如不解復與之不過五六丸

四順湯（即本方去白朮加茯苓熟附子）治身熱脈沉若頻默不欲見光時腹痛下利又治霍亂吐下心腹作痛手足逆冷

四順丸即本方加甘草一倍孫兆云陽病深熱而厥畢竟脉緊外症雖狂譫拘衣被也陰厥脉沉遲而形静也若不能辨陰陽者且與此丸試之是陽厥便見熱證是陰厥便見寒證可漸進理中四逆也

連理湯即本方加茯苓黄連治傷寒陰證而渴戴元禮曰傷寒亦有下利水穀不條熱利純是陰證而反見渴者此是陰在下陽在上兼因泄瀉津液既去枯燥而渴其人雖引飲所飲自少而常喜温不可投凉劑宜此湯　又治泄瀉五虚者死

脈細脾寒少氣前後泄利飲
食不入元是冷濕困濕而煩
躁引飲轉飲轉瀉　又治盛
暑內傷生冷　又治傷寒悸
熱自利
黃耆湯　即本方加耆白芍治證見理中丸條下
溫中湯　即本方去乾薑　治脾寒嘔吐咳
嗽自利
和中湯　即本方去人參加厚朴　治小兒脾
胃不和嘔噦心下冷熱不調
減食泄瀉腹痛腸鳴少力嗜
臥

第二十一　防風通聖散　本方加減湯名

治風燥化之桔相

二十方合和湯名一十方
共ニ計三十方附ニ后ニ

防風通聖散方 劉守眞方

防風 去蘆及叉尾
麻黄 各半両 皮膚者由汗而泄之 以上二味解表薬也風熱之在
荊芥穗 半両 二銭
薄荷葉 半両 巔頂者由鼻而出之 以上二味清上薬也風熱之在
太黄 各半両
芒硝 両 胃者由大便泄之 以上二味通利薬也風熱之在
滑石 三両
梔子仁 半 二銭 薑汁炒或半草水煮 以上二味水道薬也風熱之在決瀆者由溺而泄之

石膏
桔梗各二兩　以上二味瀉肺胃風熱于臟腑
別交邪也
連翹一兩半
黃芩一兩　以上二味驅諸經之遊火也
當歸
川芎
芍藥各一兩半　以上三味和肝血也風之為患
肝木狂之故也
甘草二兩
白朮二錢半　以上二味和胃氣而健脾
右為麤末每服一兩生薑三片水二盞煎七分溫服日再服

一治卒中風不語
一治傷風邪傳入裏因熱鬱結秘塞難悶
諸風潮搐手足瘛瘲加大黄梔子黄芩各二錢　瘛者筋脉急也瘲者筋脉緩也或縮或伸動而不止俗謂搐搦者是也
一治諸風熱鬱結憎寒発熱筋攣痹肢體焦痿頭目昏眩耳鳴鼻塞口苦舌乾咽喉不利涕唾稠粘咳嗽上氣
破傷風 初在表則辛以散之在裏則苦以下之兼散之汗之

後通利止氣祛痰風邪每一
两内加荊芥小薊大黃各一二錢
調企嘔木香沉木各一錢
傷風咳嗽喘急每一兩加半夏
桔梗（主咳消痰）紫菀各二錢（主咳逆上氣消痰止喘）
治洗頭風
治傷寒瘟疫不能辨
治傷寒未発頭疼身體疼痛并
兩感諸證
治瘟疫陽明經病発于鼻額
并二目不開及面部或赤氣
喘口乾舌燥咽喉腫痛不利
脉數大内實熱者苔齊消毒

欽與本方間服

○普濟消毒飲方　芩連各
半両人参三銭橘紅甘草玄参
各二銭連翹桔梗板藍根
馬勃鼠粘子各一銭殭蚕升
麻各七分
柴胡五分

一　治時行瘟頭面腫盛目不能開
鼻塞口乾舌燥内外有熱或
咽喉腫痛不利或内實大便
不利煩燥脉洪數者

一　治熱邪積久欝于皮膚則
発爲小斑重則発爲丹毒乎
人発斑如錦紋或赤色大便
結心中煩躁總爲熱欝

一　治失下発斑　呉山甫曰失
下者腸胃燥實當下而失下

下也。失之則藥無所泄而結于胃，胃主肌肉，故肌肉間見之紅疹也。方中有大黃芒硝并甘草，乃調胃承氣湯也。胸膈胃之熱實，加連翹梔子黃芩薄荷，乃涼膈散也。故胸膈之熱邪解。表有防風麻黃薄荷荊芥川芎解表，有石膏滑石黃芩梔子連翹，復有當歸芍藥以和血，桔梗白朮甘草以調氣，故能令榮衛皆和，表裏俱暢。

腸胃燥結，便溺淋閉，去麻黃加滑石連翹。

一 治因亡津液而成燥淋閉
一 治熱結大小便不通
一 治腸胃怫鬱結水液不能浸潤於周身而但為小便多出
一 治濕熱内餘而時有汗泄
一 治痢病由熱甚生風痰鬱于胸
一 治腸胃燥鬱水液不能宣行于外久以停濕而泄
一 治燥濕往來時結時泄
一 治一切風熱燥澀鬱而惡物不下腹滿撮痛而昏
一 治腹滿澀痛煩渴喘悶譫妄驚狂

一 治表之嘔吐相止氣與邪熱相
合并入於裏發渴煩似瘧而戰
煩渴
一 治風熱走注疼痛麻痺
腰脇走注疼痛加硝石當歸甘
草一服各二錢調韭前汁下末
海金砂末各一錢
大便閉結邪熱蒸甚腸胃乾燥
發汗或呀上氣壅喘嗽煩燥
檳榔一兩加大黃梔子各二
錢調蜜茶末二錢
肌肉蠕動掣搐一兩加大黃梔子
各二十錢調葱湯末一錢
打撲損傷肢節疼痛腹中惡血

不下每一兩加當歸大黃各
三錢半調乳香沒藥末各二
錢
一　飲酒中風身熱頭疼加黃連梔
二錢葱白十莖
一　治汗瘥內外挾熱
一　治暴瘖不語不出聲
一　治腎水真陰虛心火邪熱暴
甚僵仆
一　治腸風痔漏
一　治產後血液損虛以致陰氣
虛衰頭面腫　戴人云頭面
腫者爲風乘陽明也陽明爲
血氣俱多○加薑葱豆豉同煎

取微汁以草莖刺鼻中出血
其應立消
耳聾屬少陽經膽熱多宜用此
開鬱散風熱
一 治耳病發癰腫兩臉初挑兌
而痛不已可灸
一 治時行熱毒風腫大眼腫痛
難開或頭面俱腫
一 治鼻塞不通肺經風熱壅塞
鼻窒不通不聞香臭或感風
寒熱往來濁涕
鼻淵症自腦下瀝濁
頭旋腦熱鼻淵經日腦後熱于
濁涕是腦滲也亦鼻淵者此爲足太陽脈

與陽明脉俱盛也每一兩加黄連薄荷各二錢半如氣逆者調木香末一錢

治風刺勞汗當風汗出為皶鬱及痤勞汗出於玄府脂液所凝俗云風刺去芒硝倍芍藥當歸發散玄府之風當調其榮衛

癮疹或赤或白倍麻黄鹽豉葱白出其汗麻黄去節亦去芒硝鹹走血而内凝故不能發汗依前方中加四物湯黄連解毒二方各十半合而飲之日二服（引經曰以苦發之謂熱[illegible]也）

一　治頭生瘡遍身黑黯紫白斑
駁
一　治惡毒兼消除大小瘡
一　治癘風世俗名大麻風
一　治風熱瘡疥久不愈
一　治天疱瘡　北方名薄皮瘡
嶺南名水疱瘡此瘡多濕熱鬱
源脉沉二便秘澀者解表兼
攻其裏
一　治便癰此是內蘊熱毒外挾
寒邪或交感強忍以致精氣
鬱結疼痛大小便澀
小兒急慢驚風毎一兩內加大
黄梔子各二錢調茯苓末　下

錢

一治小兒諸般積熱

一治痘疹熱甚併結而反出不快

一治痘疹黑陷將死

一治痘疹作出作隱此伏也

斑疹挾出去芒硝大黄

痘出譫語妄見時狂者此五藏熱毒蘊積陽氣獨盛無陰氣以和之輕者用膽導法重者用本方無留滯也

附本方加減湯名治病

迥聖菊花丸 即本方加菊花地骨皮生地黄

治臥

通聖天麻丸即本方加天麻菊花乾地黃治感眼

附本方合和湯各治病

雙解散即本方合益元散一兩加葱白十莖豆豉一合生姜半兩水一碗煎不分溫冷服半取吐吐後服一全煎熱出汗治解利四時傷寒內外所傷又治風寒暑濕饑飽勞役內外諸邪所傷以致氣血怫鬱變成積熱發為汗病雜病又治傷寒傷風或有汗無汗表證悉具內熱口乾若自汗去麻又治痘疹應出不出心法曰有數證不同或內素實皮厚肉密毒氣雜

於発越一。且恃其體厚不怯風寒。又爲外邪所襲。或體素弱者風寒易感。以致腠理閉密氣血凝澀。故應出不出也。其證頭痛四肢拘急。蓋常惡風寒。強者宜本方発之。

以上諸證其大黄芒硝麻黄三味宜視病加減。

第二十二黄連解毒湯 本方加梔湯名 上十一方合和湯名二十方 以上十四方附于左

黄連解毒湯方

黄連　黄柏

黄芩　山梔

右各等分每服一兩水二鍾煎一鍾

一 治傷寒雜病熱毒煩躁口渴喘滿

一 治陽厥極深蓄熱內甚世俗爲陰毒

一 治傷寒及時疫三日已汗解或因飲酒復劇煩悶乾嘔口燥呻吟錯言不眠

一 治汗吐下後寒凉諸藥不能退其熱勢

一 治陽毒上竅出血 出衄

目治病必求其本陽毒上竅出血則熱爲本血爲標能太

其熱則血不必治而自帰經故用此苦寒物主之然惟陽毒實者用之為宜若陰虚之火則降多亡陰若従火化而血出益甚是方在所禁矣

一 治瘟疫毒発狂

一 治熱痢

一 治小兒熱甚脱肛

一 治積熱瘡瘍焮腫作痛煩躁飲冷脉洪數或口舌生瘡

痘疹発熱經水忽行却非天癸之期此毒内蘊擾乱血海迫經妄行合四物湯方第二服

一 治痘夾疹心法曰疹出心[illegible]急解其毒

治疝在夏秋之間發為瘧者
所兼發熱大赤嗽發或痰嗽
不眩暈者令五苓散九斤十服
疝後便膿血加生地黃
疝後口氣臭出血名走馬牙疳
加雄黃為丸竹葉湯下
疹子發熱自汗太多令人參白
虎湯服 石膏 知母 甘草 人參 粳米
疹子渴喜飲水純是火邪肺焦
胃乾心火內亢故也令人參
白虎湯
疹子既出熱甚不減便澀令白
虎湯
疹子收後熱甚或日久不減令

人參白虎湯
喜笑不休疫及火也加半夏竹
瀝姜汁
附本方加減湯名治病
既濟解毒丸 即本方以朮爲丸 又名金花丸
治中外諸瘡汗咬牙時譫語驚
悸溺血淋閉咳嗽衄血頭痛
并骨蒸肺痿喘嗽
一三黃石膏湯 即本方加石膏 麻黃淡豆豉
治瘟毒表裏俱盛五心煩熱
兩目如火鼻乾面赤大渴舌
燥 吳山甫曰寒毒藏於肌
膚至春又發爲熱病七七本條
皮遇濕熱者曰溫熱熱病之

坎甘寒能制熱故用石膏
苦能下熱故用芩連梔柏佐
以麻黄淡豆豉之発散者以
温熱至深表裏俱實降之則
觧揚之則越觧則温熱猶存
兼之以發揚則炎炎之勢皆
燼矣此内外分消其勢兵家
之分擊者也

衄

加減瀉黄散（即本方加茵蔯澤瀉茯苓）治大
人小兒黄疸此藥退脾土得
腎水降心火

脈痿 咽乾

三補丸（即本方芩山梔）治脈痿　又治
三焦有火咽喉乾燥小便赤
澁大便秘結　異山甫曰少

狂躁 熱痢 盜汗 咳 血淋

火之火無物不生壯火之火無物不耗內經曰壯火食氣是也故少火宜升壯火宜降今以三物降其三焦之壯火則氣得其生血得其養而三焦皆受益矣故曰三補

三黃瀉心湯 即本方去山梔子 治心膈實熱狂躁面赤

三黃熟艾湯 即本方去山梔加熟艾 治傷寒四五日後大下熱痢諸藥不効者

金花丸 即本方去山梔加大黃水丸 治中外諸熱寢汗咬牙時語驚悸溺血淋閉咳嗽衄血頭痛并骨蒸

肺痿喘嗽
三黄丸 即本方去山梔黄栢加大黄 治脾熱
口瘡口氣
如用黄芩春四两夏秋六两
黄連春四两夏五两秋三两
冬二两大黄春三两夏二两
秋二两冬五两　又治黄疸
又治吐血　又治消渴羸瘦
不生肌肉善穀　呉山甫曰
火炎則水乾故令消渴燥萬
物者莫熯乎火故令羸瘦不
生肌肉火甚則速於傳化故
善穀芩連大黄苦寒物也寒
勝熱苦瀉火火去而陰自生

大頭疫

陰生而肌肉自長矣

二黄湯 即本方去山梔黄栢加生甘草 治天行

大頭瘟病 呉山甫曰頭大

者炎上作火之象也故用芩

連之苦瀉之甘草之甘緩之

大便血

聚金丸 即本方去大黄山梔黄栢加防風 治小兒

大便下血発熱煩躁腹中熱

痛作渇脉来弦数或驚熱目

赤昏澁或有酒毒去血者

痢

連栢二物湯 即本方去大黄山梔 治黄疸

疸

梔子柏皮湯 即本方去芩連 治躁熱発

黄

附 本方合和湯名 治病

經不住

解毒四物湯 即本方合四物湯 治經不

症

解毒丸 [illegible] 治中外諸

熱毒癰疽瘡疹斑疹咽喉

牙疳疼痛一切熱毒

[illegible]

小豆大每服十丸新汲水下至三十

五丸

小青囊卷之六終

小青囊卷七附方目錄

第二十三大承氣湯附方九

滌毒散去厚朴枳實加甘草牛房當歸

第二十四平胃散附方二十

草菓平胃散加草菓

貫衆平胃散加貫衆

藿香平胃散加藿香砂仁神麯

參苓平胃散加人參茯苓一名御藥院平胃散

天下受拜平胃散加小棗生姜

生料平胃散加神麯麥牙

香砂平胃散加香附砂仁

萬安散加常山檳榔

柴胡平胃散加柴胡一方加藿香

不換金正氣散加半夏藿香一名普賢散
太無神朮散加藿香菖蒲
腎著湯加丁香
和解散加藁本桔梗
茯苓調胃散加茯苓丁香白朮一方加藿香
半夏
養胃湯加人參白朮茯苓半夏藿香草果
檳榔煎加枳榔草菓煨熟生姜
消風百解散加荊芥麻黃白芷去厚朴
辟瘴飲子去蒼朮加人參茯苓半夏枳殼砂仁
潤下丸去蒼朮厚朴
對金飲子合五苓散一名胃苓湯

黃白散合六一散

柴平散合小柴胡湯

第二十五枳术丸附方十六

半夏枳术丸加半夏

橘皮枳术丸加橘皮

木香枳术丸加木香

橘連枳术丸加橘皮黃連

麴蘖枳术丸加神麴麥芽

平補枳术丸加陳皮黃連白芍人參木香

三黃枳术丸加陳皮神麴黃連黃芩大黃

木香人參生薑枳术丸加木香人參生薑陳皮

木香乾薑枳朮丸加乾薑木香

枳實丸加神麯麥芽山查陳皮薑黃

枳實導滯丸加大黃朮芩黃連神麯茯苓澤瀉

渴

枳實消痞丸加人參白朮茯苓甘草黃連半夏厚朴乾薑麥芽

除濕益氣湯加神麯蘿蔔子炒黃芩紅花荷葉丸

白朮丸加橘紅半夏神麯黃芩白礬

加味枳朮丸加神麯麥芽山查香附砂仁

枳朮二陳湯合二陳湯

第二十六天王補心丹

第二十七六味地黃丸附方五

崔氏八味丸加炮附子桂心

八物丸加五味桂心

加味地黃丸加鹿茸牛膝

都氣丸加附子肉桂五味子

三一腎氣丸合固本丸補陰丸

小青囊卷之七

秣陵　求如王良璨玉卿氏編次

第二十三　三承氣湯　本方加減附方

大承氣湯以伸其方使承順利

故閉者宜通以承氣正其氣得以舒順

枳實以苦寒潰堅破結為主

厚朴以苦溫泄滿除脹為臣

芒硝以鹹寒潤燥軟堅為佐

大黃以苦寒蕩滌胃中燥熱為使

之物蕩滌其燥熱為使製
法宜酒洗者蓋邪氣居高
非酒不到譬如物在高巔
人跡所不及必射而取之
故以酒浸引上若生用苦
寒峻下則遺高分之邪熱
所以愈後或目赤或喉閉
或頭腫膈上反生熱證矣

右四味以水二盞先煮一物
取一盞半去滓同大黃再煮
取一盞去滓內芒硝更煎一
二沸溫服得下餘勿服

一

治二陽併病太陽證罷但發
潮熱手足漐漐然汗出大便難
而讝語者本太陽病併于陽明名曰併病
太陽證罷是無表證但發潮
熱是屬陽明一身汗出為熱
越今手足汗出是熱聚于胃也

一 治傷寒四五日脉沉而喘滿
沉爲在裏而反發其汗津液
越出大便難表虛裏實久則
譫語。

一 治傷寒六七日目中不了了
睛不和無表裏證大便難身
微熱。

一 治發汗不解腹滿痛。

一 治汗出身熱不惡寒便鞕（硬）
譫語

一 治汗出譫語者必有燥屎在
胃中此爲風也須下之必過
經乃可下下之若早語言必亂以表虛
裏實故下之則愈大實則譫

語輕則鄭声譫語者妄言也鄭声者猶鄭衛之音謂不正也

一 治小便不利大便乍難乍易
有微熱喘而不臥

一 治大下後六七日不大便煩
而不解腹満痛者此有燥屎
所以然者本有宿食故也

一 治吐下後不大便五六日至
十餘日日晡潮熱不悪寒独
語如見鬼状循衣摸床脈弦
者生濇者死但発熱者

一 治傷寒舌見黄而渋有満燥
者熱已入胃邪毒深心火大
煩渇者

一 治舌見四邊微紅中央灰黑色此由失下而致用本方退之必三四服方退五六次下而不退者不治

一 治舌見黃而黑點亂生者其證必渴譫語脉滑者生脉濇者死循衣摸床者不治若下之見黑糞亦不治

一 治舌見灰黑色而有黑紋脉實

一 治舌根微黑尖黃隱見或有一紋脉實者

一 治陽明病脉遲雖汗出不惡寒其身必重短氣腹滿而喘

有潮熱者此外欲解可攻裏
也手足濈然汗出者此大便
已鞕也

治陽明病潮熱大便微鞕

治陽明病譫語有潮熱不能
食者胃中有燥屎五六枚也
若能食者但硬尓

治陽明病下之心下懊憹而
煩

治陽明病発熱汗多出

治陽明少陽合病必下利
衇長者為順脉弦者為負亡
者尅賊也脉滑而數有宿食
也

一　治少陰病六七日腹脹不大便

一　治少陰病自利清水色純青心下必痛口乾燥者

一　治呃逆便秘

一　治痙病內實熱壅胸滿咬牙

一　治秘結脈實大而有力

一　治關格　丹溪治一婦人忽以吐逆大小便不通煩乱四肢漸冷無脈凡一日與大承氣一剤至夜半大便通漸生復次日愈

一　治胛實痛手不可近六脈沉細甚有大汗加桂強壯痛甚者加桃仁附子

一　治腹大痛脈沉細實合附子理中湯○理中湯方即甘艸干姜白朮人參等分

少加木附子

一治痢膿血稠粘

附本方加減湯名治病

小承氣湯 一名順氣湯一名三物厚朴湯同本方去芒硝

治傷寒痞實而微滿狀若飢人食飽腹中無轉失氣

又治傷寒陽明病汗出大便鞕而譫語

又治大便不通腹滿但繞臍痛為有燥屎

又治傷寒陽明病多汗以津液出胃中燥大便必鞕鞕則譫語

又治傷寒太陽病吐下後微煩小便數大便鞕

又治消中熱在胃而能食小
便黃微利之爲效不可多利
此藥漸匕利之不欲多食則
愈 又治腹脹脉數 又治
咳嗽痰盛而能食 又治初
痢 又治面腫生瘡加薄荷
荊芥 又治痘飮冷傷食腹
痛甚者
三一承氣湯 即本方加甘艸 治大承氣
湯證腹滿實痛 又治小承
氣湯證內熱不便 又治調
胃承氣湯證譫語下利此湯
合而爲一故名三一承氣湯
也 治中風僵仆風癇 又

腹滿咽乾　大便結小便澁　濕熱滑泄　熱甚喘驚　眼赤　口瘡舌腫喉痹　發斑　卒痛　積滯　酒食傷　卒中

治傷寒雜病內外所傷日數
遠近腹滿咽乾煩渴譫語妄
言心下按之硬痛小便赤澁
大便結滯　又治濕熱內甚
而為滑泄　又治熱甚喘咳
悶乱驚悸顛狂　又治眼暴
赤腫　又治口瘡舌腫喉痹
癰瘍　又治陽明胃熱發斑
脉沉有力　又治大小便不
通腹滿欲死　又治卒暴心
痛風痰酒膈腸垢積滯久壅
風熱　又治暴傷酒食心煩
悶乱脉數沉實　又治腎水
陰虛陽熱毒甚而僵仆卒中

陽厥　死胎　驚風　斑疹黒陷　瘡癬　癖堅積　瘡出

一切暴瘖不語　又治陽厥
極深脉反沉細欲絶或表之
衛和正氣与邪熱併之于裏
則裏熱亢極陽極似陰厥
寒戰脉微而絶　又治風熱
燥甚客於下焦而太小便澁
滞不通　又治兩感表裏熱
甚　又治産後死胎不下
又治小兒熱極驚風潮搐煩
喘昏塞并發斑疹黒陷　又
治斑疹後熱不退久不作痂
或作斑癰瘡癬久不已　又
治怫熱内成癖堅積黄痩痃疾
久新　又治瘡出不快大渇

疸頭焦黑

疸伏

疸後大便不通

腹脹満太便不通煩躁　又治疸頭焦黑乃染血不流行　又治疸手足発熱必有汗此毒熱蔚于中太小便不通脉沈滑數瘥　又治疸太小便不通煩躁狂妄腹脹喘而渴脉沈滑數癃不起此黑陷之證　又治疸初出腹痛起発不透腹痛陷伏　又治疸後毒入腹中熱氣併于大腸大便不通

調胃承氣湯　即本方去厚朴枳實加甘艸

治傷寒實而不満腹如御尾腹中有轉失氣有燥屎不大

大便不通譫語

心煩

舌上黑白等證

便而譫語堅實者　又治傷
寒大陽病三日發汗不解蒸
蒸発熱者屬胃也　又治發
汗後惡風寒者虚故也不惡
寒但惡熱實也當和胃氣
又治傷寒吐後腹脹滿者
又治下後腹脹邪熱入胃也
又治傷寒陽明病不因吐下
心煩是胃有鬱熱也　又治
傷寒舌見弦白心黑而脉沉
微者難治脉滑者可汗沉
實者可下始病即發此證乃
危殆之甚也宜連進此湯
又治見舌上白胎中有黑小

點乱生者尚有表證其病來
之雖惡宜涼膈散微表已退
即以此湯下　又治舌見黃
色者必初自胎而變黃色也
皆表而傳裏熱已入胃宜急
下之若下遲必變黑色爲惡
證爲亢害鬼賊邪氣深死不
治宜服此調胃　又治舌見
黃而有小黑點者邪遍六腑
將入五臟也急服此湯下之
次進和解散十救四五也
和解散方　蒼朮　陳皮　厚朴
甘草　桔梗　藁本　姜棗煎
又治舌見黃中黑至尖者熱
氣已深兩感見之十不救一

惡寒甚者亦死不惡寒下痢
者可治與此湯　又治發病
發狂妄言身大熱而赤　又
治熱壅嘔吐反胃大便[illegible]
又治腹中常有熱作痛此爲
積熱　又治面熱乃陽明經
餘熱　又治胃火甚大便不
通　又治脾熱者輕手捫之
不熱重按至骨又不熱不輕
不重按之熱在肌肉過夜尤
甚其人必怠惰嗜臥四肢不
收無氣以動而實者　又治
初痢　又治中消　又治腸
胃積熱口舌生瘡或牙齦腫

潮熱自汗　下痢清　譫語發渴

痛

六一順氣湯　即本方加甘草黄芩柴胡芍藥以代大承氣小承氣調胃承氣三一承氣大陷胸湯大柴胡湯六方故名六一順氣湯順即承也

治潮熱自汗譫語發渴揚手擲足揭去衣被狂妄斑黄大便實者屬陽明胃病　又治目燥咽乾大便實者屬少陰　又治下痢純清心下硬痛而渴者屬少陰　又治悁熱発渴譫妄手足乍冷乍温大便實者陽厥譫屬厥陰舌卷囊縮者難治宜服此　又治譫語發渴大便實繞臍硬痛有

便秘　産後及血　結胸

燥屎者　又治熱病胃中不了了(謂不明也)乃腎水已竭不能聚物病已篤欲与此湯　又治轉屎氣者(謂下泄也)有燥屎當下之與本方如大便通止後服不必盡劑如不通宜再少与以通為度　又治結胸心下硬痛手不可近燥渴譫語大便實者合甘艸加甘遂桔梗　又治傷寒過經及老弱并血虛氣虛之人或產後有下證或有下後不解或有表證尚未除而裏證又急不得不下者悉与之　附陶節庵

㨿渋先將水二鍾煎滚三沸後入藥煎至八分臨服時入鐵銹水三匙調服立效耳鉄性沉重之義最能墜熱開結有神此千金不傳之秘若非吾子孫美繼焉肯泄露玄機

黄龍湯即本方加桔梗人參當歸治心下硬痛下利純清水譫語発渴身熱庸醫不識便呼為漏底傷寒而用熱藥止之如抱薪救火悞死者多矣殊不知此因熱邪傳裏胃中燥屎結實此利非内寒而利乃逐自欲湯藥而利也名之曰結熱利

傷寒吐血　下血　血結胸　衂　喜忘　健忘

桃仁承氣湯（即本方去枳實厚朴加甘草桂枝桃仁去皮尖五十粒）治傷寒吐血諸陽受邪初熱在表應發汗熱毒入經結於五藏內有瘀積故吐血　又治傷寒太陽病不解熱結膀胱其人如狂者有畜血也自下此湯下者愈其外未解者尚未可攻當先解其外々解已但少腹急痛者乃可攻之宜此湯　又治血結胸中頭痛身痛漱水不欲嚥　又治衂血無熱胸滿漱水不欲嚥　又治喜忘昏迷如狂　又治傷寒衄遂舌強

瘧　痢　吐紫血　胃口死血　癥毒　痘便血

短者　又治瘧在陰經而夜
発用瓲下之再截　又治痢
疾初起質實者若初失下反
用固澁之藥以致邪熱内蓄
血不得行腹痛欲死急以此
利之　又治吐血覚胸中氣
塞吐紫血　又治平肉喜食
熱物以致死血留於胃口作
痛　又治癥毒下瘀血　又
治跌撲損傷瘀血作腹痛内
加當歸蘇木紅花入童便酒
又治痘便血黒糞　又治痘
後失血證乃餘毒熱邪迫經
血妄行自大便出者　又治

瘧後狐惑證其人好睡默々不欲食上唇有瘡蟲食其府下唇有瘡蟲食其藏其声啞嗄上下不定故名狐惑此候乱惡麻疹後猶多如大便不通者以此下之

三化湯（即本方去芒硝加羌活）治中風二便不利邪氣内實宜吳山甫曰上焦滿治以厚朴中焦滿破以枳實下焦實奪以大黃用羌活者不忘乎風也服後二便微利則三焦之氣無所阻塞而復其傳化之職矣故日三化此方惟實者可用劉

大便燥 脾約 牙齒蝕

完素因外有六經之形證先以加減續命湯隨證治之內有便溺之阻膈若三五日不大便以此湯主之

麻仁丸 即本方去芒硝加麻仁一斤朮芍藥半斤杏仁一斤一名脾約丸一名潤腸丸 治胃強脾弱不能四布津液濡潤大腸後便燥結者 又治趺陽脉浮而濇浮則胃氣強濇則小便數浮濇相搏大便必難其脾為約宜此丸 又治齒牙等蝕數年不愈當作陽明蓄血治之宜蜜丸服好飲者多有此疾

滌毒散 除本方之厚朴枳實加甘草半夏當歸

又治時氣疙瘩瘡五發瘡瘍

喉閉雷頭

第二十四平胃散 本方加減湯名十八方合和湯名三方共八計二十一方附于后

平胃散 平胃者平其上之敦阜也

蒼朮 八兩 米泔浸一宿長流水洗淨焙乾味苦而燥苦則先入脾燥則勝濕

陳皮 五兩 陳久者佳去白理肺氣化痰留白補脾胃消食

厚朴 五兩 紫厚有油不枯者去麄皮薑汁炒忌豆食之氣味溫而苦溫則益脾苦則燥濕與陳皮蒼朮同用則能除濕滿所謂溫中益氣也

甘艸炙三兩、健脾胃和中養血
花海藻甘遂 補血反大戟芫花
忌猪肉菘菜

右爲末每服五錢生姜三片
棗一擘去核水一鍾半煎七
分去滓入鹽一捻沸湯點服
亦可　夏月加黄芩　遇陰
雨濕時加茯苓

一治濕濕于內脾胃不能尅制
濕氣停滞

脾胃不和嘔吐惡心不思飲食
若胃寒嘔吐多加生姜
濕上有餘脉緩怠惰嗜臥四肢
不收大便泄瀉合二陳湯服

一治卒暴危欲觸犯邪氣代茶

卒倒

小腸氣加茘枝茴香

小便赤澁加茯苓澤瀉

瘟疫時氣干葛傷寒頭痛壯熱

加連根葱白五寸豆豉三十

粒煎三沸服取微汗

咳嗽飲食減少脈弦細加當歸

黃芪脈浮大緩加黃芩黃連

悲咳以起加柳枝柴胡

肺炎痰嗽加草果一枚

痰嗽痰涎加半夏乾姜

胃氣疼痛加茴香

水氣腫滿加桑白皮

酒傷加丁香

飲冷傷食加高良姜
脾胃困倦不思飲食加人參
脾泄滑脱加肉豆蔻
完穀不化加枳實
風痰四肢沉困加荊芥
腿膝冷痛加牛膝
腿膝濕痹加兎絲子
渾身虛痺拘急加地骨皮
大便硬加大黄三錢芒硝二錢
自痢加呉茱萸
赤痢加黄連
頭風加藁本
霍亂轉筋加楠木皮（主霍亂吐瀉）
七情六極耳鳴夢泄盜汗四肢

浮血沉重脹膝痛發加桂

心下痞滿腹脹痞厚朴并卅莪

半

氣不舒快中脘痞塞加砂仁香

附生姜

婦人子宮久冷月事不調加桂

赤白帶下加[illegible]

小兒脾胃不和不思乳食心腹

疼痛口苦無味吸噦惡心噫

氣吐酸而面色痿黃飲瘕肌瘦

肚腹泄瀉依本方

小兒吐逆頻併手足心熱不進

乳食依本方

附本方加減湯冷治病

瘧後　陰尸蟲　傷食吐　心腹脇肋刺痛　[illegible]

草菓平胃散 即本方加草菓 治寒熱瘧
痰愈後調理
貫衆平胃散 即本方加貫衆 治安入門
尸生蟲痛發不定毎用猪肝
煮熟拌藥末二錢內入門尸
藿香平胃散 即本方加藿香砂仁神麴 治內
傷飲食填塞太陰嘔吐不已
參苓平胃散 一名御藥院平胃散 即本方加人参茯苓
治脾胃不和不思飲食
心腹脇肋脹滿刺痛口苦無
味 又治噫氣吞酸 又治
面色痿黃肌躰瘦弱怠惰嗜
臥躰重節痛常多自利 又
治霍乱吐瀉 又治五噎八

痞鬲開衆及不思一法用棗肉也
小豆大薑湯下五十丸常服
調氣暖胃化宿食消痰飲辟
風寒冷濕及四時非節之氣
天下受拜平胃散 即本方加小棗二百枚生薑三兩
治脾胃不和嘔吐痰水
胸膈痞滯不思飲食以水五
升煮乾搗研焙乾爲末每服
二錢鹽湯點服 如泄瀉加
生薑五片去核烏梅五個水
煎服
生料平胃散 即本方加神麴麥芽 治傷食
不化吞酸噫臭布開胸膈消
香砂平胃散 即本方加香附砂仁 治病後

瘧疾　瘧　五勞七傷　瘴瘧　四時傷寒　手足腫　利

胃虚少食

萬安散 即本方加常山檳榔 治一切瘧疾

初起氣壯者

柴胡謂胃散 即本方加柴胡一方加草果 治瘧疾寒熱　又治五勞七傷手足心熱煩躁不安百節酸痛

不換金正氣散 一名普賢散即本方加藿香半夏 治山嵐瘴氣諸般瘧疾　又治四時傷寒感冒頭目肢節疼痛肚腹脹滿嘔吐惡心痰嗽　又治手足虛腫　又治五膈氣噎塞　又治寒熱泄利赤白痢　又治傷暑

吐瀉手足厥冷　又治霍亂
脚氣虛弱寒邪相搏疼停胸
膈以致發寒熱　又治有濕
證声啞加茵陳石菖蒲寒證
声啞加薄桂

太無神术散即术苍加藿香菖蒲一方以香附代

藿香 治山嵐瘴氣憎寒壯熱一
身尽痛　夫山嵐氣乃山谷
障霧濕土蒸鬱之氣也由鼻
而入流於百節故壯熱而一
身尽痛宜用平胃以平其蒸
鬱之氣加菖蒲藿香香辛之
品以正辟邪也　又治四
時瘟疫頭痛項強寒熱身痛

腎着湯即本方加丁香治腰重痛

和解散即本方加藁本桔梗治四時傷寒吐利煩躁自汗咳嗽頭痛憎寒壯熱又治瘴病ノ初作

胸腹滿悶頭眩發熱

茯苓調胃散即本方加茯苓丁香白朮一方加藿香半夏治脾濕又治胃寒嘔吐多用生薑

蔘胃湯即本方加人參白朮茯苓半夏藿香砂仁治外感風寒內傷生冷憎寒壯熱頭疼目昏肢體拘急不問風寒並宜治之先以厚被蓋睡連進數服加以薄粥熱湯佐之四肢微汗濈濈然候

〔風氣〕〔溫疫〕〔痎瘧〕〔感暑〕

乾則徐徐㕘被謹避外風自
然解散。　又治中風痰氣，
又治四時溫疫，　又治飲食
傷脾発為痎瘧。　又治中脘
虛寒嘔逆悪心　又治感暑
後感冷。戴元禮曰：此市井之
人多有此病，往往日間冒熱，
經營夜開窓眠臥，欲取清涼，
失蓋不覺，病発潮熱，似瘧猶

〔膈〕

未成瘧者。　又治翻胃朝食
暮吐，暮食朝吐，脈遲而沉或
滿而微。

〔瘴〕

檳榔煎　即本方加檳榔、草果煨熟、生姜。治山嵐
瘴氣寒熱嘔吐腹滿不思飲

傷風　辟瘴　痰　痞　暑湿停飲

食

消風百解散 即本方加荊芥麻黄白芷厺厚朴

治傷風咳嗽頭疼鼻塞声重

辟瘴飲子 即本方厺蒼朮加人参茯苓半夏枳殻砂仁

治瘴疫時行無事之時宜先服此則不感染

潤下丸 即本方厺苓朮厚朴 製法見第三卷二陳湯附方

治膈痰降痰

附本方合和湯名治痞

對金飲子 一名胃苓湯 本方合五苓散 即

治傷暑泻而渇或泻而熱或伏暑泄瀉発煩渇小水不利

又治暑湿停飲泄瀉不伏水土。又治霍乱吐泻 又治

傷食瀉　又治瘧後遍身浮
腫

黄白散 即本方合 治泄瀉煩渇

傷暑小便不利

柴平散 即本方合小柴胡湯 治瘧疾初発

一身尽痛手足沈重寒多熱

少脈濡者名曰湿瘧

第二十五 枳朮丸 本方加減湯名十五方合

和湯名一方共部

十六方附于后

枳朮丸方 潔古張元素方

白朮 二両 土炒 一法紫蘇薄荷共
両 黄芩肉桂煮過

湿補脾胃之元気共味苦
除胃中之湿熱利腰臍間
血故用補脾胃之弱過於
枳実 一両 佐 忌桃李雀肉

胡荽大蒜青魚鮓

枳實麩炒一兩麥 味苦寒泄心下之痞悶消胃中所傷

右為細末荷葉包燒飯杵為丸綠豆大每服五十丸清米飲下

元氣素弱飲食難化多則腹中不和疼痛泄瀉此虛寒也加人參酒炒芍藥炒神曲炒麥芽去殼各一兩砂仁木香各五錢

素有痰火胸膈嘈塞嚥酸噯氣及素有吞酸吐酸之證或有酒積濕結痛此皆濕熱也加薑炒黃連酒炒白芍陳皮各

一两石膏生甘草各五錢砂仁木香各二錢川芎四錢

傷食飽悶痞塞不消加神麯麥芽山查各一两有食積痞塊再加黄連厚朴瓜蔞去油各五錢積堅者加蓬朮醋煮昆布各三錢

傷冷食不消腹痛溏泄加半夏一两砂仁乾薑炒神麯麥芽各五錢

性多氣惱夾氣傷食氣滿不通加川芎香附子各一两木香黄連薑炒各五錢

胸膈不利人過服辛香燥藥以

致上焦受傷胃脘乾燥嘔吐膈噎翻胃加黃連薑炒山梔炒桔梗生甘草石膏各五錢白芍當歸各一兩胸膈痞痰膠結及大便燥秘加芒硝五錢素有痰者加半夏茯苓橘紅各一兩黃連炒黃芩炒各五錢

人能食好食但食後反飽難化此胃火旺脾陰虛也加酒芍一兩半人參七錢石膏煅一兩生甘草五錢黃連炒香附子木香各四錢

年高人脾虛血燥易飢易飽大便燥難加白芍當歸各一兩

人參七錢升麻甘草各四錢

山査麥芽桃仁去皮尖各五錢

附本方加減湯名治病

半夏枳朮丸 即本方加半夏一兩 治冷食

內傷

橘皮枳朮丸 即本方加橘皮一兩 治老幼

元氣衰弱飲食不消少進或

藏不調心下痞悶久服令人

多食而不傷

木香枳朮丸 即本方加木香一兩 治飲食

所傷心腹滿悶不快破滯氣

消飲食開胃進食

橘連枳朮丸 即本方加橘皮黃連各一兩

治傷肉食痰滿

麹食勉傷　調脾胃

麹蘖枳朮丸 即朮方加神麹麦芽各一兩
治勉食心腹滿悶不快

平補枳朮丸 即朮方加陳皮黄連各一兩白芍一兩半酒炒人參木香各半兩増白朮三兩調中補氣血消痞清熱
意曰白朮三兩補脾氣爲君白芍補脾血爲臣陳皮和胃枳實消痞黄連清熱三味爲佐人參補元氣木香調諸氣二味爲使如此則平補氣血均去痰兼通氣道則病邪日消而脾胃日壯矣

傷肉麪食辛辣味厚

二黄枳朮丸 即朮方加陳皮神麹黄連黄芩大黄
治傷肉食麪食辛辣味厚之

物塡塞胸中致滿悶不快

木香人參生薑枳术丸 即术方加木香人參乾薑陳皮開胃進食

木香乾薑枳术丸 即术方加木香乾薑破除寒滯氣消寒飲食

枳實丸 即术方加神麴麥芽半夏陳皮乾薑 丹溪曰治積塊

枳實導滯丸 即术方加大黃黃芩黃連神麴茯苓澤瀉

治傷濕熱之物不得消化而作痞滿濕熱之物酒麴之類也　燥以制濕淡以滲濕故用白术茯苓澤瀉苦以下熱寒則勝熱故加芩連大黃加神麴者盒造以

使其變化也

虛痞

枳實消痞丸 即本方加人參白术茯苓甘草黃連半夏厚朴乾薑麥芽 治心下虛痞惡食懶倦右關脉弦者　痞与否同不通泰也是肺氣不降脾氣不運升降不通也脾病則不能致氣於肢體故令懶倦弦爲肝脉木乘土故令右關脉弦　是方也枳實黃連厚朴之苦可以下氣半夏乾薑之辛可以行滞人參甘草白术茯苓之甘可使健脾麥芽善消可以推陳致新

濕熱傷

除濕益氣湯 即本方加神麯蘿蔔子炒黃芩紅花

豆粉 麪食 油膩 傷

荷葉丸　治傷濕麪心腹滿脹體沉重

白朮丸　即朮方加橘紅半夏神麯黄芩白礬　治傷豆粉濕麪油膩

加味枳朮丸　即朮方加神麯麥芽山查香附砂仁　治脾胃虚弱飲食減少胸膈膨悶酒傷食積氣滯脹滿者常服進食寬中和暢腸胃

附本方合和湯名治病

枳朮二陳湯　即朮方合二陳湯　治脾胃痰飲胸膈不利

枳朮丸論

蘭室秘藏論脾胃虚損易水張先生常戒不可峻利用

藥食藥下咽未至藥丸施化
其標皮之力始開便言快也
所傷之物已去若更待一兩
時辰許藥盡化開其藥峻利
必有情性病去之後脾胃既
損是眞氣元氣敗壞促人之
壽當時說下一方枳實一兩
麩炒黃色爲度白朮二兩只
此二味荷葉裹燒飯爲丸以
白朮苦溫補脾胃之元氣其
味苦除胃中之濕熱利腰臍
間血故先補脾胃之弱過於
枳實二倍枳實味苦寒泄心
下之痞悶消化胃中所傷此

一藥下胃其所傷不能即去
須待一兩時辰許食即消化
是先補其虛而後化其所傷
則不峻利矣若人內傷熱物
酒肉之類用集香丸丁香丸
巴豆大熱之藥下之大便下
則物去遂留食之熱性藥之
熱性重傷元氣其後必無氣
以動而熱困四肢不奉傳變
諸疾不可勝數使人眞氣自
此衰矣若傷生冷硬物世醫
或用牽牛大黃大寒投之所
傷既去遂留食之寒性藥之
寒性重瀉其陽陽去則皮膚

筋肉血脈無所依倚使人便
爲虛損之證矣論言及此余
又寒心故辛辣薑味之藥無
敢不可亂投非止牽牛巴豆
大黃而已
吳山甫曰一消一補調養之
方也故用白朮以補脾枳實
以消痞燒飯取其香以益胃
荷葉取其仰以象震象震者
欲其升生甲膽之少陽也此
易老一時之方東垣末年之
悟語謂立方之旨易聞耶

第二十六天王補心丹

之

天王補心丹方 藏經云：昔誌公和尚日夕講經，鄧天王憫其勞也，錫以此方，因得其名焉。

生地黃二兩 用砂仁五錢、茯苓一兩，酒同煮，去砂仁。

人參 開心，益志。

玄參 補腎氣，強陰，益精，忌銅。

丹參 益氣，養血。以上三參俱反藜蘆。

遠志 去骨，用甘草同煮半伏時。益志，建意，令人聰明，不忘，強志，倍力，定心氣，止驚悸，益精，助陽。

栢子仁 微炒。主驚悸，安五藏，益氣血，潤腎，興陽道。

百部 酒浸，炒。主肺熱咳嗽，益肺。

杜仲 去麁皮，薑汁炒，斷絲。主腰脊痛，補中，益精，堅筋骨，強志。

酸棗仁 隔紙炒 補心虛，寧心志。
白茯神 去木，去皮，忌醋。治善忘，開心，益智，養
精神，補勞乏。
以上各一兩
天門冬 去皮心，地黃為使，忌
鯉魚。強骨髓，通腎
氣。
麥門冬 去心，地黃為使。治虛勞，客熱，
心氣不足。強陰益精神。各
一兩二錢
石菖蒲 忌飴糖羊肉鐵器。開心孔，補五臟，通九竅，
明耳目，聰明。
不忘，或解迷惑。
五味子 補不足，強陰，益精，在
上滋肺，在下補腎。
各五錢
當歸身 一兩，酒洗，去蘆。畏菖蒲。
桔梗 八錢，去蘆及頭硬節，米泔浸一宿。
右為末，煉蜜丸，每兩作三十九丸。

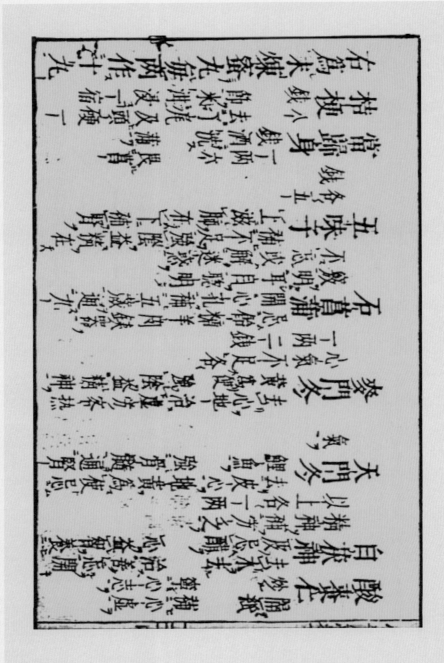

金箔朱砂爲衣燈心棗湯飲
送臨臥化下作小丸亦可
治心腎兩虛水火不濟致夜
不寐心悸口乾煩躁不定
治心勞神虛夢洩
治消渴
治過勞其心忽忽喜忘大便
难或時溏利口內生瘡者吳
山甫曰心者神明之藏過於
憂愁思慮久久則成心勞心
勞則神明傷矣故忽忽喜忘
心主血血濡則大便潤血燥
則大便難或時溏利者心火
不足以生脾土也口內生瘡

者心虛而火內爍也用人參
養心氣當歸養心血天麥冬
益心津生地丹參玄參解心
熱柏仁遠志養心神五味棗
仁收心液茯苓能補心虛桔
梗能利咽膈諸品專於補心
勞心之人宜常服

一寧心保神益血固精壯力強
志令人不忘清三焦化痰涎
祛煩熱療咽乾除驚悸定怔
忡育養心神大補元氣讀書
勞神勤政勞心常宜服之方一
熟石菖蒲百部杜仲甘草
一方加枸杞子石菖蒲

第二十七六味地黄丸 本方加減湯名

四方合和湯名一方 共諸五方附于后

六味地黄丸方 丸下名金匱腎氣 錢仲陽方

地黄 八両 酒拌蒸九次令黒爛或無灰酒煮爛 搗脊胃弱者生姜汁同煮 脾氣滯而膈悶痞悶同砂仁煮 忌銅鉄篩搗犯之令人腎消 白人髪男子損栄女子損衛

山藥 四両 懐慶潔白者 強陰益氣

山茱萸 四両 水酒浸取皮火熬 強陰益精及壯元氣

白茯苓 三両 去皮堅潔者 補陽長陰益氣

牡丹皮 三両 去骨酒浸一宿 瀉陰火治神志不足

澤瀉 三両 去毛作片酒浸略蒸 養五臟益氣

為起於氣而補虛損五勞
俗說謂瀉腎者瀉腎邪也
如茯苓伏腎邪
即所以補正耳

右為末煉蜜和地黃膏為丸如
梧桐子大每服五六十丸空
心鹽白湯下寒月溫酒下腎
虛有飲作痰唾生薑湯下婦
人淡醋湯下

一 治形體瘦弱無力多因腎氣
久虛久新憔悴

一 治寢汗

一 治遺精淋濁

一 治便血

一 治腎虛憔悴盜汗發熱五藏
齊損瘦弱虛煩骨蒸下血

一 治咳嗽，吳山甫曰有足心
熱內股熱腰痛兩尺脈弱大
者原於腎虛也移熱於肺而
咳嗽者宜以此補腎
一 治夜分咳嗽多屬陰虛腎水
不足也
一 治陰虛火動，吳山甫曰腎
非獨水也命門之火並焉腎
不虛則水足以制火虛則火
無所制而熱證生矣名之曰
陰虛火動河間氏所謂腎虛
則熱是也今人足心熱陰股
熱腰脊痛率是此證老人得
之爲順少年得之爲逆乃咳

血之漸也。熟地黃山茱萸味厚者也。經曰：味厚為陰中之陰，故能滋少陰，補腎水。澤瀉味甘鹹寒，甘從濕化，鹹從水化，寒從陰化，故能入水藏而瀉水中之火。丹皮氣寒味苦辛，寒能勝熱，苦能入血，辛能生水，故能益少陰，平虛熱。山藥茯苓味甘者也，甘從土化，土能防水，故用之以制水藏之邪，且益脾胃而培萬物之母。

一 治陰虛火動，耳聾耳鳴。

一 治下消。 具山甫曰：先有消

渴善飲而後小便如膏者名曰
曰下消惟其燥熱漸深謂無
氷故用此以救腎水
一治婦人血氣久虛無子
血虛陰衰挫甚為君
精滑山茱萸為君
小便黃赤或多或少茯苓為君
小便淋澀淋瀝為君
心虛腸胃熱積心火盛心氣不
足丹皮為君
皮膚燥癢山藥為君
骨痿加黃柏知母 是以東垣曰
腎氣熱則腰脊不舉骨枯而
體痿故為骨痿腎者水藏無

水則火独治故令腎熱腎主
督脉督脉者行於脊背膂
則督脉虚故令腰脊不挙骨
枯而髓減腎主骨故曰骨痿
熟地山茱味厚而生陰知母
黄栢苦寒而瀉火沢瀉丹皮
能去坎中之火茯苓山薬能
制腎間之邪王冰曰壮水之
主以制陽光此方是之矣
又治腎労背難俛仰小便不
利者餘瀝嚢湿生瘡小便急
并赤
附本方加減湯各治病
崔氏八味丸 即本方加炮附子桂心各一両 劉

腎氣虛下元冷

陰痿

守真曰桂附從四時加減春各三錢夏二錢秋五錢冬壹兩

治腎氣虛弱下元冷憊臍腹疼痛夜多旋溺脚膝緩弱肢體倦怠面色痿黄或黧黑及虛勞不足渴欲飲水腰重疼痛小腹急痛小便不利　又治陰痿入房太甚宗筋縱弛名爲陰痿　呉山甫曰凡人入房甚而陰事作強不已者水衰而火独治也陰事柔痿不舉者水衰而火亦敗也丹溪曰天非此火不足以生萬物人非此火不能有生奈之何而可以無火乎是方於六味

中加桂附以益命門之火使
作強之官得其職矣
又治渴而未消其人多渴喜
得茶飲不若消渴之求飲無
厭也此為心腎不交水不足
以濟火故令亡液口乾乃是
陰無陽而不升陽無陰而不
降水下火上不相既濟耳故
用六味益其真陰加附子肉
桂之辛熱壯其少火少火壯
則陰自升真陰益則陽自降
故竈底加薪枯籠蒸溽稿禾
得雨生意維新惟明者知之
昧者鮮不以為迂也昔漢武

帝病渴張仲景為處此方至
聖玄關今猶可想
又治下元冷憊心火炎上腎
水不能攝養多唾痰涎
又治腎虛齒痛
又治腎虛淋瀝
又治足少陰經脚氣入腹腹
脹疼痛氣喘腎經虛兼此證
拔志以腎水勝心火老人病
耴死不旋踵
又治小便不調腎具水火主
二便而司開闔腎開之水竭
則火熾治能闔而不能開命
又病小便不禁腎開之火熄

則木獨治能開而不能闔令人小便不禁是方以桂附溫熱益火地黃山茱濡潤壯水火欲實丹皮沢瀉之酸鹹引而瀉之水欲實茯苓山藥之甘淡制而滲之水火既濟則開闔治矣

又治婦人轉脬小便不得

又治諸瘡瘍愈後口乾渴甚則舌黃及沫患先瀉此腎水枯竭不能上潤以致心火上炎水火不能既濟故心煩燥渴小便頻數或白濁陰痿飲食不多肌膚漸削或腿腫腳

瘦本方内地黄芋五味子各
一丅兩山藥山茱丹皮各丅兩
茯苓澤瀉桂心各五錢名加
味八味丸　溯洄集云張仲
景不味丸用澤瀉寇宗奭本
草衍義云不過接引桂附等
歸就腎經別無他意而王海
藏譏之恐闕不味丸以瀉其
爲君而以瀉藥佐之非止爲
補血之劑蓋兼補氣也氣者
血之脈東垣所謂陽生則能
生陰血者此也若果專爲補
腎而入腎經則地黄山茱丹
皮茯苓皆腎經之藥固不相

夫滲瀉之接引而後至也其桂附雖非腎經本藥然附子乃命門之藥况浮中沉無所不至又爲通行諸經引用藥官桂能補下焦熱火不足是亦命門藥也易老亦曰補腎用肉桂然則桂附亦不待沢瀉接引而後至也唯山藥雖独入手太陰經然其功亦能強陰且手太陰爲足少陰之上源々既有滋流豈無益夫其用地黄爲君者大補血虚不足與補腎也用諸藥佐之者山藥之強陰益氣　山茱

之強陰益精而壯元氣茯
苓之補陽長陰而益氣丹
皮之瀉陰火而治神志之不
足沢瀉之養五藏益氣力
起陰氣而補虚損五労桂
附之補下焦火也由此觀之
則余之所謂兼補氣者非臆
説也且沢瀉也甄曰鹹以瀉
腎邪非瀉腎之本也故五苓
散用沢瀉者詎非瀉腎邪乎
白茯苓代腎邪即所以補正
耳是則六味丸之用沢瀉非
徒蓋取其瀉腎邪養五藏益
氣力起陰氣補虚損五労之

功而已寇氏何疑其瀉腎而爲接引桂附等之說乎然水瀉固瀉腎然從於諸補藥群衆之中縱欲瀉之而力莫能施矣或者又謂八味丸以附子爲少陰之向導其補自是地黄爲主益取其健脚走下之性以行地黄之滯可致遠耳竊意如此則地黄之滯非附子不能及下矣然錢仲陽六味地黄丸豈有附子乎八味丸益兼陰火不足者設六味地黄丸則唯陰虚者用之耳

腎氣　風腎　補心腎

八味丸（即本方加五味子、桂心）五十丸，補腎氣，
堅齒、固、駐顏，主陰虛腸鳴。
加味地黃丸（即本方加鹿茸、牛膝、萆薢）
治小兒鶴膝風。
都氣丸（即本方加附子、肉桂、五味子，補肝亦可，腎水火）
附本方合利湯名治病
三十一腎氣丸（即本方合良固本丸、補陰丸，補心中腎，養精血，滋腎水火過）此方有補有瀉，
補者補其精血，瀉者瀉其濕
熱。人但知精血虛而能生火，
又不知精血虛邪水得以乘
之。既加知母、黃柏以瀉火，又
加茯苓、澤瀉以滲濕也。古
方從腎氣丸、固本丸、補陰丸。

俱是滋陰補血之劑然固本丸用二地二門冬胸滿有痰者忌之補陰丸脾虛有濕者忌之腎氣丸因補血滋陰而兼理痰濕然品味數少不足以盡其變是方補瀉兼施最爲切當（固本丸補陰丸俱見第八卷）

小青囊卷六附方

第二十八固本丸附方七

人參固本丸加參

鹿栢固本丸加鹿角黃栢

六合丸加枸杞子地骨皮

天地丸去熟地麥冬一名二儀丸

三才丸去熟地麥冬加人參

補髓煎去熟地麥冬加當歸

永壽丹去生地黃麥冬加枸杞甘菊

第二十九補陰丸附方一

大補陰丸去瑣陽五味天冬枸杞白芍藥乾薑

第三十滋陰大補丸

第三十一虎潛丸附方二

加味虎潛丸 加參芪杜仲破故紙茯苓兎絲山藥枸杞

又加味虎潛丸 去黃栢知毋地黃虎骨加參芪山藥兎絲破故帋杜仲五味子牛膝

第三十二大造丸附方八

補天丸

大補天丸

還元丹

河車補陰丸

太上混元丹

犀角河車丸

無比丸

虎牙丸

第三十三打老兒丸

第三十四益母丸附方四

益母膏

四物益母丸

八珍益母丸

八珍益母十全丸

第三十五藕合香丸附方二

萬安膏合平胃散

蘇青丸合青州白丸

第三十六牛黄清心丸

第三十七抱龍丸附方一

五味抱龍丸

第三十八活絡丹

第三十九仙傳史國公浸酒良方

小青囊藥名卷之八

秣陵米如玉袁鑾玉卿氏編次

東輿　温地元敏之氏助梓

第二十八固本丸 本方加减名七方附于后

固本丸方 本猶根也，天一生水，腎水乃人之根本也。丸專于補腎，故命名曰固本。

生地黃 酒浸，胃弱者薑汁炒，脾気滯而膈間痞悶者，砂仁水浸同炒。

熟地黃 酒浸，補腎水，真陰不足，得麥門冬良。二地俱忌銅鐵及蘿蔔。

天門冬 酒浸去心皮，酒煮搗如泥，通腎気，補五勞七傷，并以[illegible]氣，地黃為之使，忌鯉魚。

麥門冬 湯浸去心，不去心令人煩，強陰益精，地黃使爲之。

右等分爲末，煉蜜爲丸，梧桐子大，每服五十丸，空心溫酒或淡鹽湯下。夫人心藏血，腎藏精，精血充實，則不夭天年。然藏補精血無出于生熟二地黃，世人徒知服二地黃而不知服二門冬爲引也。蓋生地能生心血，用麥冬引入所生之地；熟地能補腎精，用天冬引入所補之地。四味互相爲用。

麻。本方加減湯，各治病。

人參固本丸 即本方加人參。本草以人參通心氣，故更加焉。治肺熱燥作渴，或小便短赤如淋。此治虛而有火之聖藥也。肺主氣，而氣根於丹田，肺

畏火而制火必本於腎水也

鹿茸固本丸 即本方鹿角霜半觔黃柏分四制一觔

六合丸 即本方加枸杞子地骨皮明目

天地丸 一名二儀丸即本方去熟地麥冬

三才丸 即本方去熟地麥冬加人參

補髓煎 即本方去熟地麥冬加當歸

永壽丹 即本方去生地麥冬加枸杞甘菊明目

第二十九補陰丸 本方加炒蘗各一方附子

后

補陰丸方

黄柏 去麁皮鹽水炒

知母 肥潤者去皮毛鹽水炒忌鐵

亀板 酥油炙各三两

瑣陽 酥炙各三两

枸杞子

五味子

天門冬 去心

白芍 酒炒各一两

熟地 酒浸五两

乾薑 炮三钱冬五钱

右為末煉蜜入猪脊髓三條蒸熟和丸梧桐子大每服八十丸空心淡鹽湯下冬月溫酒下

一治腎經虛損新久憔悴盜汗發熱五臟齊損瘦弱虛煩骨

蒸蒸滚痢下血咯血等證，
夢遺精滑加煅牡蛎、白术各一
兩，山茱萸肉、樗根白皮炒各一
七錢。
赤白濁加白术、白茯苓各一兩
半，山梔仁炒、黃連炒各五錢。
脚膝軟弱無力加牛膝酒洗、虎骨
酥炙各一兩，防己酒洗、木瓜各半
兩。
疝氣加蒼术鹽水炒一兩半，黃連薑汁
炒、山梔仁炒各六錢，川芎一
兩，吳茱萸泡、青皮各五錢。
脾胃虛弱畏寒易泄加白术三
兩，陳皮一兩，乾薑炮七錢。

眼目昏暗加當歸酒洗川芎菊花
各二两柴胡黄連酒洗烏犀角
各半两蔓荊子防風各三錢
氣虚加人参黄耆蜜炙各二两
左尺脉既虚右尺亦微命門火
衰陽事不挙加肉桂黒附子
童便煮去皮各七錢沈香五錢
附本方加減湯名治病
大補陰丸 即本方去瑣陽五味天冬枸杞白芍薬乾
薑
治盗汗 又治左尺脉洪陰
虚火動
補陰丸論
人之一身陰常不足陽常有餘

况節慾者少縱慾者多精血既虧相火必王火王則陰愈消而勞瘵咳嗽咯血吐血等證作矣故宜常補其陰使與陽剤則水能制火而水升火降則無病矣故丹溪明補陰之說謂專補左尺腎水也古云滋補藥皆兼補右尺相火殊不知左尺原虛右尺原王平補依舊火勝於水只補其左制其右庶幾水火俱平也右尺相火固不可衰若明是相火虛者方宜補火但火衰而致病者十居八九火衰而

致病者育無二三，且人在少年，腎水正旺，似不必補，然欲心日動，兼斷喪太早者，真陰根本受虧，腎水一虧，則火必勝，勝則尅肺金，水炎痰升而致咳嗽，甚致腎水枯竭，金水既病，則五臟六腑皆為火敗。宜補精血而火自退，當服此藥，培養精神之聖藥也。

第三十滋陰大補丸

滋陰大補丸方

川牛膝去芦 山藥各二兩半

杜仲 去粗皮酥炙去絲

山茱萸肉 鮮紅者去核

巴戟天 去心主陰痿強筋骨補五勞治夢泄虛損

肉蓯蓉 酒浸一宿刷去浮甲劈破中心去白膜酒蒸酥油塗炙主五勞七傷強陰益精氣治男子絕陽不興及泄精尿血遺瀝暖腰膝強筋命門火不足者以此補之丹溪曰峻補精血驟用反動大便滑泄

五味子

白茯苓 去皮

茴香 炒

遠志 去心甘草水煮各一兩

枸杞子

石菖蒲 各五錢

熟地黄 二兩酒浸
右為細末紅棗肉和煉蜜丸
梧桐子大每服七十丸空心
酒或鹽湯送下

第三十一虎潜丸 本方加減湯名二方附于后

虎潜丸方 一名補陰丸一名補腎丸虎陰也潜藏也是方能封閉精血故名虎潜

黄柏 半斤鹽酒炒滋陰
知母 三兩鹽酒炒滋陰
當歸 一兩半酒洗養血補血
地黄 酒煮爛搗忌銅鐵補血滋陰
白芍 各三兩酒炒養血
鎖陽 一兩半酥炙或酒潤晒乾止陰精不泄

龜板 四兩 酒炙或酥炙 得天地之陰氣最厚 故補陰

虎脛骨 兩 酒炙或酥炙 得天地之陰氣 故強 故壯筋骨 可補腰膝

陳皮 三兩 鹽水潤曬乾 行滯氣

乾薑 半兩 炒黑冬月用 餘月俱不用

右爲末酒糊丸。一方用羊肉煮爛擣爲丸。一方煉蜜和猪脊髓二條爲丸如梧桐子大。每服五六十丸空心鹽湯或酒下。食乾物壓之。一方加牛膝。

一 治陰分精血虛損痿弱

一 治氣弛拂欝則睾丸腫大悲哀則不藥而消

吳山甫曰

邪之所湊常兼其虛精竭而
畢尤憊火者肺氣乘腎之虛
也悲哀不藥而消者氣有所
泄也先醫云肝腎之病同一
治故萆薢知母熟地白芍牛
膝當歸鎖陽味厚之品也可
以補腎亦可以補肝能得天
地之陰氣故厚此得天地之
陰氣故雄以血氣中之陰類
以補陰欲其同氣相求耳陳
皮者取其能推陳腐之氣乎
肉者取其能補五臟之陽也
或問何以不用臍帶核仁細粒
實川練子青用皮之輩曰此皆

伏氣幾也昔醫固多用之然
而治標云爾況臨重虛之形
乎氣質者用之可也

一　治消渴胃熱補腎水具陰不
足

一　治腎虛發熱新久憔悴骨蒸
盜汗五藏不足黃瘦脫血

附本方加減湯名治病

加味虎潛丸即本方加菟絲子杜仲破故紙茯苓牛膝各一兩山藥枸杞各三兩治諸虛不足
腰腿疼痛行步無力壯元陽
滋腎水

又加味虎潛丸即本方加大[illegible]胡[illegible]地黃鹿[illegible]加參芪山藥各一兩兔絲破故紙杜仲五味子各[illegible]錢半

牛膝二両

治腎脈虚散精神短少腰膝無力此藥健筋骨補腎壯陽

第三十二大造丸本方加減湯名八方附于后

大造丸方

此方久服耳目聰明鬚髮烏黑延年益壽有奪造化之功故名大造丸

紫河車 一具或云男用女胎女用男胎一云用初胎者以米泔洗淨新瓦上焙乾或用砂鍋銀鍋重湯煮爛搗

大紫河車天地之先陰陽之祖乾坤之橐籥鉛汞之匡郭胚胎將兆九九數足我則乘而載之故謂河車歷驗精中名混沌皮釋氏書謂袈裟製服有接命之功男婦安娠素無子者服此成胎延壽威有左驗蓋生焉河車者返本還元以人補人之意非金石草木夜霜蟾露

之北。丹溪曰：河車者，父精母血相合而生成，乃造化自然生成之物，真元氣也。用之哉，接至理存焉，故治虚勞甚者用之。

敗龜板二兩　年久自死者，童便浸三日，酥炙。

黄栢一兩半　鹽酒炒褐色。邪火只能動欲，不能生物。俗醫峻補無益有損。此二味滋陰除相火，爲河車之佐，沖和而無滯。

杜中　去麄皮，酥炙，去絲，一兩半。主腎虧精損，腰痛餘瀝。

牛膝肉一兩二錢　酒洗。滋陰壯陽，益精填髓，引下爲使。以上四味，足少陰腎經藥。古方加陳皮名補腎丸，配紫河車名補天丸。

懷慶熟地黄　肥實者二兩半，入砂仁末六錢。

白茯苓二兩，一塊，稀絹包，同入砂鍋内，好酒煮七次，去茯

苓砂仁不用蓋地黄得茯苓
砂仁黄柏入足少陰腎經名
天一生
水丸
天門冬 去皮心一两二錢
麥門冬 去心一两二錢
五味子 七錢夏月加 餘月不用
以上三味手太陰肺經藥二
冬保肺氣不受火邪降肺火
生腎水然其性有降無升得
参一两則補而降本草云玉
泉子以與地二冬名固
本丸麥冬五味人参名生脉
散處方配合要之道大抵以
金水二臟爲生化之源用補
肺腎二藥乃人参補氣地黄
補血合河車以成大造之功
右爲末和地黄膏再加酒米
糊爲丸如小豆大每服八九
十丸空心鹽湯沸湯薑湯任
下冬月好酒下

婦人加當歸一兩去蘆拔
赤白帶下加牡蠣兩半
遺精白濁加牡蠣兩半
一 治心風失志虛勞危篤

附治驗

一 人虛勞弱陽事痿因以河車配
他藥爲一大劑服之不二料體
氣頓異嗣生數子
一 人大病後久不能作聲服此
先嗽數次呼聲頓出
一 人足痿不任地者半年服此
一料病減其半
一 人年近六十衰憊只用此味
加補血藥作丸壽至九十健

健如壯

多女少男夫婦咸服多男

病篤垂死一服可延一二月

附本方加減湯名治病

補天丸 方用河車一具黄栢龜板杜仲牛膝陳皮各二兩乾薑五錢五味子五錢

大補天丸 方用河車一具黄栢知母乳炒龜板炙各三兩熟地五兩牛膝麥冬肉蓯蓉虎脛骨山藥炒茯神黄耆蜜炙各一兩半杜仲枸杞何首烏人參各二兩當歸天冬五味各一兩生地一兩酒煮搗膏白芍酒炒二兩冬用一兩冬炮乾薑炒黒半兩右藥俱照常製煉蜜和猪脊髓蒸爲丸每服八十九淡鹽湯下冬月酒下

治男婦虛損勞傷形體羸之

腰背疼痛遺精赤白帶濁

產後氣血虛

還元丹 方用河車一具，製如前。人參一兩半，黃耆蜜炙，當歸酒洗，各一兩，白朮土炒，白芍酒炒，川芎，白茯苓，熟地，牡丹皮各八錢，肉桂，炙甘草各五錢。右將熟地酒煮，搗膏，餘藥研末，而老米糊丸桐子大，每服六七十丸，或酒或白湯。

治產後大虛，補氣血，兼治一切虛勞。

酒過度氣血虛

河車補陰丸 方用河車一具，黃柏，知母，龜板，枸杞，五味，熟地，青鹽，丹皮，白茯苓，人參各一兩，澤瀉五錢，蜜丸。

治酒過度，血氣俱虛，腎臟虧傷，虛火上炎，咯血咳嗽，多痰盜汗，勞熱潮熱。

太上混元丹 方用河車一具，米泔洗淨，去筋膜，入麝香一錢在內，縫定，放砂鍋內，入無灰酒五升，慢火熬膏。

子入藥外用沉香別研朱砂
研水飛各二兩人參肉蓯蓉
白茯苓各三兩乳香安息香
酒熬去砂石各二兩右爲細末
入河車膏擣千下丸如梧桐
子大每服七十丸空心沉香
湯或溫酒下

治虛勞怯弱延年補損男女
眞陽氣耗榮衛兩虛腰脊疼
痛自汗怔忡痰多喘咳夢遺
白濁潮熱心煩脚膝無力加
鹿茸酒蒸巴戟去心鍾乳粉
煆陽起石煆附子黄芪蜜炙
各三兩桑寄生鹿角龍骨紫
花各一兩　婦人血氣虛損
榮衛不足多致潮熱心煩口
乾藏冷腹腸刺痛腰腿痠疼

痰多咳嗽怒傷怔忡經候不調或閉不通加當歸酒洗石斛去根紫石英煅醋淬七次水飛柏子仁炒鹿茸酒蒸鱉甲醋炙各三兩卷柏一兩半膝酒浸一兩嗽多加紫菀二兩

犀角河車丸 方用河車一具製如大造丸法加鱉甲醋炙桔梗胡黃連芍藥大黃柏皮醋炙貝母龍膽草黃蘗子知母各二錢半茯苓犀角芒硝各一錢半朱砂水飛二錢右為末煉蜜丸梧桐子大朱砂為衣每服二十丸空心酒下

治傳屍勞三月必平復其餘勞證只數服愈

無比丸 方用河車二兩煮醋浸一宿焙乾白芍鱉甲醋炙各半錢桔梗胡黃連銀柴黃芩草龍膽苦參黃藥子知母秋石各二錢半貝母豆豉炒蓬朮芒硝犀角各二錢煉蜜丸梧桐子大每服二十丸溫酒下

治傳屍勞服至二月愈其餘勞瘦之疾數服取效治腸中熱食前服膈上熱食後服

■ **虎牙丸** 河車一具洗淨童便酒煮爛研麝香五分大川椒去合口并子以黃紙二重托之熬炒內焙出汗放地上以砂盆蓋定一宿虎頭骨酒浸二宿炙焦各一兩半黃拘頭肉四兩童便并酒煮爛鹿茸酒炙七錢半桃仁去皮尖柰光木香阿膠炒各半兩鱉甲一枚醋浸一宿炙安息香生髮燒存性各二錢右爲末以河車拘肉杵爲丸梧桐子大每服七十丸五更空心米飲下午時又服之治勞

痰咳嗽声啞肉脫
骨瘦殺下療蟲

第三十三打老兒丸 一名延壽丹

打老兒丸方 昔者西川有一
丈人名陳轉運到于青城山
下見婦人在高山上望同
行走如飛約年二十餘歲手
執棒一條趕一百歲老兒轉
運問婦人曰因何打老兒婦
人答曰是女子之孫吾乃五
百餘歲老兒一百一十歲是
老兒小肯修煉服藥所以打
之轉運下馬跪拜曰願求此
方傳留救濟世人因名為打
老兒
丸

石菖蒲 銅刀刮去皮毛節
嫩桑枝條相拌蒸
晒乾去桑枝不用忌鐵器
開心孔補五藏通九竅明耳
目出音聲除煩悶久服輕身
聰明不忘不迷惑延年高忠

川牛膝 去蘆用黃精自然
汁浸漉酒浸一宿

焙乾。補中，續絕，壯陽，益精，
塡骨髓，止髮白，除腰脊痛。久
服輕身耐老。
忌牛肉。

懷山藥 蒸曬乾。

遠志 去心，甘草水浸一宿，曬乾，又浸曬。利九竅，
益智慧，耳目聰明，不忘，強志，
倍力，益精，陽久服，輕身，不老，
好顏色，延年。
得茯苓良。

巴戟 枸杞子煎湯浸一宿，去心，用酒浸一時許，
粉起，與菊花同包，炭火焙黃
色，去菊花不用。強筋骨，安
五藏，補中，增志，
益氣，補五勞。

續斷 溫酒浸軟，去肉裏筋，又以文火焙乾，曬地
黃為使。節久斷皮，黃瘦者佳。
補不足，調血脈，久服益氣力。
蜜水浸，[illegible]力發作。
兩邊去子，再以漿

五味子 水浸一宿，焙乾用。補不足，
強陰，益精。蓯蓉為使。

茯神 去皮心，搗細，於水盆內攪，去浮者。

調臟氣伐腎邪降肺火開胃
益氣力保神守中久服安魂
養神延年不亂忌醋及鹼
物畏牡蛎秦艽龜甲地榆惡
白
歛

楮實子　水浸三日以杖攪
沉者用曬乾酒浸
一時許乳起蒸二時辰焙乾
益氣補虛勞助腰膝充肌膚
明目久服不
飢不老輕身

山茱萸　溫水泡浸軟取肉
慢火焙用補腎
氣興陽道堅陰莖添精髓閉
精止小便煖利煖腰膝療耳
鳴久服輕
身明目

熟地黃　生者擣木甑蒸之
攤令氣歇以酒拌
再蒸又出令乾又拌蒸
三四次忌銅鐵蘿蔔

肉蓯蓉　洗用酒浸一宿
刷去沙土浮甲劈
破中心去白膜二重放飯上
蒸一時辰許再用酥炙黃用
主五勞七傷補中強陰益精
治絕陽不興及泄精養五藏

久服輕身延年

甘州枸杞子 去蒂補內傷大勞噓吸強陰益精久服堅筋骨輕身不老明目

小茴香 酒浸一宿炒乾用 去麤皮酥炙去絲

右各等分酒打麪糊為丸梧桐子大每服二十丸空心溫酒下或白湯亦可服

一 治五勞七傷陽事不舉真氣衰弱精神短少不能行走小便無度眼目昏花腰膝疼痛兩脚麻冷不能行立

第三十四益母丸 一名濟陰返魂丹

益母丸方 本方加減湯名附于后

益母草八兩（一名茺蔚子方梗葉類火麻對節節生二種三四五月節間開紫花白花紫者入用可爲丹家之用或端午日或小暑日什可採連根置透風處陰乾忌鐵非也毛詩有中谷有蓷益又云臭穢即茺蔚也）

當歸七錢

赤芍六錢

南木香五錢

右爲細末煉蜜丸如彈子大

每服一丸好酒童便各半鍾

化下或作小丸亦可（若倉卒未合只生肌益母草汁入參少許服之甚効服此草胎前無滯產後無虛故名益母）

一治胎動不安下血不止及腹

痛或作聲者溫米飲下

胎前一切難産横生不順子死
腹中脹満不下心痛心悶童
便酒下或炒塩湯化下
經不調好酒下或四物湯下
臨産并産後各先用一丸童便
酒化下安魂定魄氣血自然
調順諸病不生又能破血止
痛養脉息調經絡易産如神
産後胞衣不下藏府虚羸五心
煩热敗血流入胞中脹満難
出好酒化下
産後起卧不得安眼前黒暗生
花或血热口乾煩躁而渇心
神昏瞶如見鬼不思飲食傷

風癡拘攣手足麻痺百節疼痛
湛術湯下ス
產後氣壅喘嗽胸膈不利惡心
口吐酸水及四肢浮腫兩脇
刺痛舉動無力溫酒化下ス
產後惡血未盡畱滯作塊惡露
上衝腰腹作痛大小便閉澀
中風吐逆失音不語不省人
事並童便酒下ス
產後寒熱往來狀如瘧疾者或
腹痛溫米飲桂枝湯下ス
產後痢後重血滓棗湯下ス
崩中下血漏下不止烏梅湯或
糯米秦艽湯下ス

赤白帶下膠艾湯下

乳癰益母爲末酒調塗乳上

宿自瘥或生搗爛敷上亦可

小兒痱痢等疾取葉以砂糖煮

粥食之取足以瘥爲度甚佳

飲汁亦可皆效

附本方加減湯名治病

益母膏即本方去當歸赤芍木香單以益母草連根莖洗淨用石臼木杵搗爛取汁入砂鍋内文武火熬成膏如黑砂糖色爲度入磁罐内收貯毎服用二三匙童便酒下

治産前産後諸病又諸血

病湯藥中加一二匙其效尤速

四物益母丸方用當歸酒洗熟地各四兩川芎白芍各二兩益母草八兩香附酒炒八兩吳茱萸湯泡二兩

亦為末煉蜜丸如彈子大每服一丸空心酒化下

治婦人經水不調小腹有塊時痛

八珍益母丸 即四君子湯合四物湯加益母草煉蜜為丸

治婦人氣血兩虛脾胃

俱弱飲食少思四肢無力月

經遲期或先期而至或腰痛

腹脹緩而不至或愆期不收

或斷或續或赤白帶下身作

寒熱間不應服一月之後即

可受胎虛甚者用藥一劑受

孕 脾胃虛寒者加薑汁炒

砂仁 腹中脹悶者加山查

肉放飯上蒸 常服加便製香

附

八珍益母十全丸　即八珍湯加益母草角沉

香方用益母草上半截爲細末八兩人參白朮白茯苓各一兩俱放飯上蒸甘草炙五錢當歸二兩酒洗川芎五錢熟地二兩白芍醋炒一兩沉香四錢右爲極細末煉蜜丸桐子大空心蜜湯下九十丸食乾果子壓之不善吞者化開服尤妙冬月酒下

治女人經水不調氣血兩虛身體素弱服此調理當年而經不通者服二料即通不調者服一月即調　婦人素不孕者服一月即孕　胎前間用一服則胎固而自安凡妊娠微覺胎動可服之隨一服自安

産後用丁服童便酒下以山熱
雄濟血暈之候参服補益治
血産後百病用之癒

第三十五蘇合香丸湯本方各二合和
附子危證

蘇合香丸方

白朮（炒土） 硃砂（研水飛） 沉香 麝香 丁香 蓽撥 龍腦（研） 蘇合香油（入安息香膏內）

青木香 烏犀角（鎊） 訶黎勒（煨取皮） 安息香（用無灰酒熬膏） 白檀香 香附子（以上各二兩） 薰陸香（別研） 各一兩

右爲極細末入研藥内和安
息香膏并煉白蜜丸如梧桐
子大毎服四丸老人小兒一
丸
治男婦中風卒然昏倒不知人
或痰涎壅盛咽喉作聲或口
眼歪斜等證用薑汁白湯或
合青州白丸子末下吳山甫曰
病人初中風喉中痰塞水飲
難通非香竄不能開竅故集
諸香以利竅非辛熱不能通
塞故用諸辛熱爲佐使耳用
雖凉凉而不滯訶梨雖澁澀
而生津世人用此方于初中

傷處風從瘡口入其證項強
牙關緊急狀如發痙又似産
後角弓反張防風散調下附防風散 秦艽 獨活 麻黄 半夏 防風各一両 升麻 防巳 白朮 石膏煅 白芍 黄芩 甘草 當歸 遠志 人参各一両

中寒身體強直口禁不語或四
肢戰掉或洒洒悪寒翕翕發
熱或卒然眩暈身無汗者酒
調下

中暑面垢悶倒昏不知人冷汗
自出手足微冷或吐或瀉或
喘或滿切不可以冷水及用
十分冷劑令来復丹朱白湯
調下来復丹方 硝石一両 硫黄透明者一両 共爲末

風之時毎〻卂効丹溪謂辛香走散血氣又謂腦麝能引風入骨如油入麪不可解也但可用之以救急愼毋令人多服也

附青州白丸子方半夏去皮臍生用七兩天南星生用三兩白附子生用二兩川烏頭去皮臍生用半兩右搗羅爲細末以生絹袋盛于井花水內擺出未出者猶更以手揉之令出如有滓更研再入絹袋擺盡爲度放礠盆中日中晒夜露至曉棄水別用井花水攪又晒至來日早再換新水攪如此春五日夏三日秋七日冬十日去水晒乾候如玉片碎研以糯米粉煎粥淸爲丸如菉豆大常服十九丸生薑湯下

大人小兒傷風咳嗽葱薑汁白湯下破傷風因皮肉曾有破

飛器内微火炒用柳箆攪不
可火太過恐傷藥力每服研極
細太陰玄精石研飛二兩五
盞脂水澄過去砂石曬乾一
兩青皮陳皮去白各二兩右
為末醋糊為丸如豌豆大每

傷暑自汗手足厥冷六和湯調
下　六和湯方砂仁半夏杏仁
去皮尖人參甘草炙各一
兩赤茯苓藿香白扁豆鹽汁
略炒木瓜各二兩香薷厚朴
姜製各四兩用姜
三片棗一枚煎

傷暑遂極欲以冷水致暑毒留
結心胸精神昏憒語言不出
香薷湯化下蓋中傷暑毒陽
外陰内閉絶不通諸方皆用
極香極臭之物能通竅故也
香薷湯方白扁豆炒茯神厚
朴姜汁炒各一兩香薷二兩
炙甘草半兩

中氣因七情内傷氣逆爲病痰
潮昏塞牙開緊急但七氣皆
能使人中因怒而中者多中
氣之狀大略與中風同用姜
湯調下

中悪忽然手足厥冷肌膚粟起
頭面青黒精神不守或錯言
妄語牙閉緊急姜湯調下

鬼魅温酒下

夢與鬼交温酒下

霍乱欲吐不吐欲瀉不瀉心腹
纏擾痛不可忍上下不通言
語不定先以鹽湯探吐後以
姜湯調呑來復丹

來復丹方見本方中暑調下二

霍乱吐瀉脇痞腹疼氣不升降甚則手足厥逆冷汗自出或瀉而不止或吐而不瀉或吐瀉不透姜湯調下

霍乱因夏月多食瓜菓及飲冷乘風以致食留不化因食成痞隔絶上下遂成霍乱六和湯倍霍香煎湯下○六和湯方見本方傷暑調下二

痢疾初発不問赤白裏急後重六白湯化呑感應丸○附感應丸方百草霜二両丁香一両半杏仁肥大者双仁者不用一百四十粒湯浸一宿去皮尖別研自木香二両半川乾姜炮製

一两肉豆蔻二十個巴豆七
十個去心皮膜研細出盡油
如粉共為末另用好蠟六两
鎔化作汁以重綿濾滓以
好酒一升於銀石器内煮蠟
鎔數沸傾出候酒冷其蠟自
浮取蠟四两凡修合春夏用
清油一两秋冬一两半於銚
内熬令末散香熟下前蠟同
化作汁就鍋内乘熱拌和藥
末為丸如菉豆大每服五七
丸加至十五丸空心白湯下

瀉而腹痛有積或無積五苓散
加木香七分或六和湯加木
香五分煎湯調下○五苓散方赤茯
苓白朮猪苓各一錢半澤瀉
二錢半肉桂一錢○六和湯
方見秋方
傷暑調下

瀉而渴兼作淥透者白湯化吞
來復丹○來復丹方見本
方中暑調下

瀉痢寒熱兀々欲吐不吐胸膈

疼悶，姜湯化下，出微汗。

疼痃癖，自酒下。

腹痛，或因寒熱，或因暑濕，或因飲食飢飽，藿香正氣散加木香，煎湯化下。○藿香正氣散方 大腹皮 白芷 紫蘇 茯苓各一兩 半夏 白朮 陳皮去白 厚朴 桔梗各二兩 藿香三兩 甘草炙二兩半 姜棗煎，去滓服。

腹痛遊走，心腹間攻刺上下，隱若雷鳴，或已成積，或未成聚，以全蝎四個，劈開，煎湯調下。

乾腹痛，六和湯下。○六和湯方見本方傷暑調下。

積冷心脾痛及一切前後心痛，姜汁和酒下。

閃脞跌撲損傷者有悪血停滞酒
下
跌撲損傷吐血黒神散合小烏
沉湯童便調下○黒神散方黒豆炒去皮半升熟地黄酒浸當帰酒洗肉桂乾姜炒黒甘草炙芍薬蒲黄各四両右為末○小烏沉湯方烏薬去心十両甘艸炙一両香附焼去皮二十両
悪血滲入胃中以致吐血黒神
散合小烏沉湯童便調下
脚氣衝心痛合萆麻子肉搗貼
足心
一 治傳屍骨蒸労瘵
一 治丁腫
一 治狐狸等疾

一 治産後中風

小兒吐瀉驚癎先以火焙此藥

然後用生薑葱白自然汁化

開白湯下

一 治小兒卒中惡毒心腹刺痛

小兒鎖肛由胎中受熱毒壅盛

結於肛門大小便不通急用

金銀玉簪看其端的處探入

二寸許以藥作條二寸插入

穀道中糞出爲度

一 治小兒癎病其候驟眼直視

面目牽引口噤流涎腹脹手

足抽掣似死似生或聲或啞

或項背強直四肢尿弱時發

吐瀉 黄疸

中風 膈噎

時醒以平和氣血藥調下

附本方合和湯各治病

萬安膏 即本方合平胃散 治小兒吐瀉

黄疸 ○平胃散方 蒼术八錢 厚朴 陳皮各五錢 甘艸二錢

蘇青丸 即本方合青州白丸 治中風又

治膈噎 ○青州白丸方見本方中風調下

第三十六牛黄清心丸

牛黄清心丸方

牛黄 研一両二錢　麝香 研

羚羊角末　龍腦 研各一両

當歸 去芦　防風 去苗叉枝

黄芩　白术

麥門冬去心　白芍藥各一兩半
柴胡去苗一兩二錢半　杏仁去皮尖及
双仁者熬炒黃別研　阿膠炒碎　大豆
卷碎炒各壹兩柒錢半　白茯苓去皮
桔梗　芎藭各一兩二錢半　肉桂
去麁皮　蒲黃炒　神麴炒研
人參去芦各二兩半　雄黃捌錢飛研
甘草五兩　白歛　乾薑各柒錢半
犀角貳兩　金箔壹千貳百片內四百片爲衣
大棗一百枚蒸熟去皮核研成膏　乾山
藥柒兩
右除棗杏仁金箔二角及牛
黃腦麝雄黃四味外爲細末
入餘藥共和勻煉蜜同棗膏

等爲丸每丸一錢用金箔爲衣每服一丸食後温水化下

一 治心志不足神氣不寧驚恐顛狂譫語忘虚煩少睡

一 治心風怔忡忘言失志

一 治小兒諸風狂亂驚癇痰涎壅塞精神昏憒

第三十七抱龍丸

抱龍丸方 抱者保也龍者肝也肝應東方木木生火謂我生者父母也肝爲心之母母安則子安况心藏神肝藏魂神魂既定則驚從何生故曰抱龍

人參去蘆　茯苓各一錢半

雄黃二錢半　麝香五分

丁黄二分　雄黄半錢
姜蠶三分　鈎藤一兩
辰砂一錢二分　牛膽南星八錢
右爲細末用甘草四兩煎膏和丸芡實大金箔爲衣陰乾藏之葱白煎湯或薄荷湯下痰壅甚者生薑湯下心悸不安燈心湯入珍珠粉一分下

一　治小兒諸驚
一　治四時感冒
一　治瘟疫邪熱煩躁不寧
一　治痰嗽気急
一　治痘初出熱甚発驚痰涎壅

盛

一　治痘後熱不除忽作搐小便清者可治短少者不可治

一　治痘後卒然喜睡狀如眩暈是無熱口中無妄語乃正氣未復故邪退而喜睡以此調理

一　治痘後昏昧不識人口中妄言如邪祟狀此熱移于心胞絡也以此調理

一　治痘後多食脾弱不能勝穀調之食蒸発搐其人必潮熱大便酸臭秘洩不調或嘔吐腹痛者

一　治痘後忽作癮疹或再出膚

一　疹而愈後以匙調理

治小兒變蒸身上溫壯熱

上唇頭起白泡珠如魚目耳

尻臍俱冷目無光彩微欲驚

而不乳哺輕則如此重則脉

亂壯熱躁渴夜啼傷寒相似

或自汗盜汗

附本方加減湯名治病

五味抱龍丸方

天竺黃五錢　此竹內所生如黃土焚其竹而取之廣東及廣西多有之

牛膽南星一兩　　辰砂水飛一錢

雄黃五分一錢　　麝香一錢

布為極細末甘草煎膏為丸

如芡實大燈心湯薄荷湯或
薑葱湯下
治小兒一切諸病
第三十八活絡丹
活絡丹方
白花蛇（蘄州者酒浸焙）　烏稍蛇（酒浸焙）
麻黃（去節）　官桂（去皮罷一）
羌活　川芎
甘草（炙）　草豆蔻
天麻　白芷
兩頭尖（即南白附子去皮酒浸微炒）　零陵香
黃連　熟地黃（酒）
黄芩　何首烏（酒浸忌鐵）

大黄　　木香各二兩

細辛　　赤芍藥

沒藥　　淡竹葉

朱砂研水飛　　乳香另研

丁香　　白殭蠶炒

虎骨酥炙　　玄參忌銅

龜板　　人參

烏藥　　黑附子炮去皮臍

青皮　　香附

茯苓　　安息香另研

白朮　　白豆蔻

沉香　　破故紙各一兩

松香　　威靈仙酒浸

全蝎　　乾葛

當歸各半両　麝香
地龍去土　烏犀角各五銭
血竭　防風二両
氷片半銭
右為極細末煉蜜為丸重一銭五分金箔為衣臨臥空心細嚼温酒茶任下（一方無白花蛇陵香黄連地黄川芎獨活烏薬安息青皮白芷故紙茯苓白朮松香）
一治風濕諸痺筋骨疼痛口眼歪斜半身不遂行歩艱難筋脉拘攣頭痛茶下卒中風好酒下

以治風酒下

傷風酒下

第三十 太史國公藥酒

仙傳史國公浸酒良方

當歸三兩　虎脛骨酥炙

羌活　川萆薢

防風各二兩　秦艽去蘆四兩

鱉甲醋炙一兩　牛膝肉酒浸二兩

油松節捶碎二兩　晚蠶沙炒二兩

枸杞子五兩　乾茄根上蒸熟飯八兩

蒼耳子捶碎四兩　加白术去蘆二兩

川杜仲薑酒炒三兩　花蛇一條加白花蛇二兩

右細剉用無灰酒一大罎將

生絹袋盛藥懸浸于酒内封
固過十四日將罈入鍋懸空
着水煮令罈内滚響取出埋
入土内三日去火毒每開罈
取酒不可以面對罈口恐藥
氣沖傷人面目每飲一盞毋
令藥力斷絶飲盡病痊將藥
渣晒爲末米糊丸桐子大每
服八十丸空心温酒下忌發
動風辛熱之物此藥可以常
服

治一切諸風五痺左瘓口眼喎
斜四肢冷痛七十二般風二十
四般氣其効不可盡述

小青囊卷九

目錄

十八反

十九畏

妊娠禁

小青囊用藥卷之九

秣陵　求如王良璨　宗王卿氏編次

京口　王化宇甫助梓

用藥寒溫相得舊論

麻黃得桂枝則能發汗

芍藥得桂枝則能止汗

黃芪得白术則止虛汗

防風得羌活則治諸風

蒼术得羌活則止身痛

柴胡得黃芩則寒

附子得乾薑則熱

羌活得川芎則止頭疼

川芎得天麻則止頭眩

乾葛得天花粉則止消渴

香薷得白扁豆則消暑
黄芩得連翹則消毒
桑白皮得蘇子則止喘
杏仁得五味則止嗽
丁香得柿蒂乾薑則止呃
乾薑得半夏則止嘔
半夏得薑汁則回痰
貝母得瓜蔞則開結痰
桔梗得升麻則開提血氣
枳實得黄連則能消心下痞
枳殼得桔梗則能使胸中寬
知母黄栢得山梔則降火
豆豉得山梔則治懊憹
辰砂得肉棗則安神

白朮得黃芩則安胎
陳皮得白朮則補脾
人參得五味麥冬則生腎水
香附得蒼朮則開鬱結
草菓得山查則消肉積
厚朴得腹皮則開膨脹
神麴得麥芽則能消食
烏梅得乾葛則消酒
砂仁得枳殼則寬中
木香得姜汁則散氣
烏梅得香附則順氣
芍藥得甘草則治腹痛
吳茱萸得良姜則亦止腹痛
乳香得沒藥則止諸痛

芥子得青皮則治脇痛
黃芪得附子則補陽
知母黃栢得當歸則補陰
當歸得生地則生血
姜汁得京墨則止血
紅花得當歸則治血
歸尾得桃仁則破血
大黃得芒硝則潤下
皂莢得麝香則通竅
訶子得肉果則止瀉
木香得檳榔則治後重
澤瀉得猪苓則能利水滲瀉得
白朮則能收濕
發汗用麻黃無葱白不發

吐瀉用瓜蒂，無豆豉不湧。
夫實熱用大黄，無枳實不通。
温經用附子，無乾薑不熱。甚則
以泥清水加葱白煎之。
竹瀝無薑汁不能行經絡。
蜜導無皂角不能通秘結。
非半夏薑汁不能止嘔吐。
非人參竹葉不能止虚煩。
非天花粉乾葛不能消渴解肌。
非黄芪桂枝不能實表止虚汗。
非茯苓白术不能去濕助脾。
非茵陳不能除黄疸。
非枳殻不能除痞滿。
非羌活不能治四時感冒身疼。

非乾薑白朮不能燥太陰脾土
寒濕
非附子不能溫潤少陰腎水寒
燥
非芍藥甘草不能滋養厥陰肝
木榮血
非甘遂不能除水結在胸膈
非射干不能除老血在心脚
非凌霄巻不能除血中之痛
非瓜蔞根不能除心中枯渴
非朱砂不能除心中之燕
非天雄不能補上焦之陽虛
非茯苓不能除莖中寒熱痛及
腰痛與痢

非玄參不能除空中氤氳之氣
無根之火
非乾葛不能升陽生津除脾熱
作渴
非升麻不能爲引用能補脾胃
非酒芩不能除上部積血下利
膿血稠黏腹痛後重身熱久
不止者與芍藥甘草同用
朴旋得牡蠣遠志療驚悸怒懼
硝石石膏療痿痹寒
砂仁與白檀豆蔻爲使則入肺
與人參益智爲使則入脾
與黃柏茯苓爲使則入腎
與赤石脂白石脂爲使則

入犬小腸

當歸同人參黃芪則補血同
牽牛大黃則破血從桂附
蓯蓉則熱從大黃芒硝則寒
與酒蒸則治頭痛

黃芩得厚朴黃連治腹痛　得
五味牡蒙牡蠣令人有子
得黃耆白斂赤小豆療鼠瘻

天門冬用人參黃耆爲主治血
熱侵肺喘促

麥門冬得人參五味枸杞同爲
生脉之剤得地黄麻仁阿膠
潤經益血復脉通心

款冬花得紫菀杏仁爲之使治

喘嗽
厚朴與枳實大黄同用則瀉實
滿與陳皮蒼朮同用則瀉
濕滿與解利藥同用則治
傷寒頭痛與瀉痢藥同用則
厚腸胃
丁香與五味子廣茂同用則治
奔豚
枳實佐之以人參乾姜白朮則
益氣佐之以大黄牵牛芒硝
則破氣
生姜與芍藥同用溫經散寒與
大棗同用益脾胃
乾姜用生甘草緩之則不耗散

元氣以散裏寒與五味子同
用温肺　與人参同用温胃
紫石英得茯苓人参芍藥療心
中結氣得天雄菖蒲共療霍
乱
牛黄得當歸芍藥白芷川芎丹
皮藁本甘草共療婦人　得
决明鯉魚膽青羊肝共療目
白芍與白术同用則補脾與川
芎同用則瀉肝　與人参白
术同用則補氣
豆豉得葱則発汗　得藍則発
斑　得酒則治風　得薤則
治痢　得蒜則止血　炒熱

則止汗
牡蛎以柴胡引之去脇下硬
以茶引之消結核　以大黄
引之除股間腫地黄爲之使
能益精收澁又止小便
黄蓍得防風其功愈大雖與防
風相制乃相畏而相使
香附與巴豆同治泄瀉不止又
能治大便不通
甘草熱藥用之緩其熱寒藥用
之緩其寒
人参非升麻爲引用不能補上
升之氣若補下焦元氣瀉腎
中火邪茯苓爲之使

蘇木與防風同用則去風

陳皮有甘草則補脾無甘草則瀉脾

牽牛以氣藥引之則入氣分

以大黃引之則入血分

滑石無甘草和之勿用

熟附配麻黃發中有補　生附配乾姜補中有發

隨證治病藥品

如頭痛須用川芎如不愈各加
引經藥 太陽頭痛惡風寒
川芎為主 少陽頭痛脉弦
往來寒熱柴胡為主 陽明
頭痛自汗発熱惡寒白芷為
主 太陰頭痛必有痰體重
或腹痛為痰癖半夏為主
少陰頭痛手三陰三陽經不
流行而足寒氣逆為寒厥頭
痛細辛為主 厥陰頭痛項
痛脉微浮緩欲入太陽川芎
為主 氣虛頭痛黄耆為主
血虛頭痛當歸為主 氣血

俱虛頭痛黃耆當歸爲主
頭項巔痛須用藁本
肢節痛須用羌活去風濕亦用
腹痛須用白芍惡寒而痛加桂
　惡熱而痛加黃栢
心下痞須用枳實黃連
肌熱及去痰者須用黃芩　肌
　熱亦用黃耆
腹脹用姜制厚朴　一本有芍藥
虛熱須用黃耆止虛汗亦用
脇下痛往來潮熱日晡潮熱用
　柴胡
脾胃受濕沈困無力怠惰好臥
　去痰用白朮

破滯氣用枳殼高者用之夫枳
殼者損胸中至高之氣二三
服而已
破滯血用桃仁蘇木
補血不足須用甘草
去痰須用半夏熱痰加黄芩
風痰加南星 胸中寒痰痞
塞用陳皮白术多用則瀉脾
胃
腹中窄狹須用蒼术
調氣須用木香
補氣須用人參
和血須用當歸凡血受病者皆
用

去下焦湿腫及痛并膀胱有火
邪者必須用酒洗防己草龍
膽黄蘗知母蒼术
去上焦湿及熱須用黄芩（瀉肺火故也）
去中焦湿与痛熱用黄連（瀉心火故也）
又云去湿与熱須用黄芩山
梔爲主
去滯氣用青皮勿多服多則瀉
人真氣
如渴者用乾葛茯苓黄芩禁半
夏
如嗽者用五味子
如喘者用阿膠
如宿食不消須用黄連枳實

如胸中煩熱須用梔子仁

如水瀉須用白朮茯苓芍藥

如氣刺痛用枳殼看何部分以

引經藥導使之行則可

如血刺痛用當歸詳上下用根

梢

如瘡痛不可忍者用寒苦藥如

黄蘗黄芩詳上下用根梢及

引經藥則可

如眼痛不可忍者用黄連當歸

根以酒浸煎

如小便黄者用黄蘗數者澁者

或加澤瀉

如腹中實熱用大黄芒硝

如小腹痛用青皮
如莖中痛用生甘草梢
如驚悸恍惚用茯神
如飲水多致傷脾用白朮茯苓
猪苓
如胃脘痛用草豆蔻
凡解利傷風以防風爲君甘草
白朮爲佐經云辛甘發散爲
陽風宜辛散防風味辛及治
風通用故防風爲君甘草白
朮爲佐
凡解利傷寒以甘草爲君防風
白朮爲佐是寒宜甘發也或
有別症於前隨證治病藥內

選用分兩以君臣論

凡眼暴發赤腫以防風黃芩為君以瀉火以黃連當歸根和血為佐兼以各經藥用之

凡眼久病昏暗以熟地當歸根為君以羌活防風為臣甘草甘菊之類為佐

凡痢疾腹痛以白芍藥甘草為君當歸白朮為佐見血先後以三焦熱論

凡水瀉以茯苓白朮為君芍藥甘草為佐

凡諸風以防風為君隨證治病為佐

凡嗽以五味子爲君有痰者以半夏爲佐喘者以阿膠爲佐有熱無熱以黄芩爲佐但分两多寡不同耳

凡小便不利黄蘗知毋爲君茯苓澤瀉爲佐

凡下焦有湿草龍膽防巳爲君甘草黄蘗爲佐

凡痔漏以蒼术防風爲君甘草芍藥爲佐詳別證加減

凡諸瘡以黄連當皈爲君甘草黄芩爲佐

凡瘧疾以柴胡爲君隨所発時所屬經分用引經藥佐之

痢久者須用白豆蔻以寒藥佐之蓋豆蔻能消能磨流行三焦補上焦元氣馨香之氣味上行胃氣而自愈矣　治痢全在水飲者清瘀血惟水飲所以作寒熱瘀血所以增寒熱寒熱不歇為痢之甚有汗以挾正氣為主無汗以散邪氣為主在陰分須用紅花方用二陳加枳實枳殼猪苓澤瀉柴胡黃芩蒼朮麴麥芽山查香附木通川芎荊芥有癖加三稜無汗加青皮紫蘇有汗泄瀉加白朮暑毒加香

薷人壯氣實加常山草菓無
內熱而裏寒者加肉桂乾姜

治氣藥品

枳殻利肺氣多服損胸中至高之氣

青皮瀉肝氣多服損真氣

木香行中下焦氣

香附快滯氣

陳皮瀉逆氣

紫蘇散表氣

厚朴瀉衛氣

檳榔瀉至高之氣

藿香之馨上行胃氣

沉香升降真氣

腦麝散真氣

治喘藥品

老弱久病氣虛而喘宜阿膠

人參五味子補之

少壯新病氣實而喘宜桑白皮

葶藶瀉之

凡喘以虛短氣而促不能相續

宜人參黃芪補之

喘嗽傷肺須用阿膠

食積痰滯氣喘半夏瓜蔞山查

神麴竹瀝薑汁之類

治血藥品

川芎血中之氣藥

當歸乃血中之主藥

芍藥陰分藥
血滯者桃仁 紅花 蘇木 血竭 丹皮
血崩者蒲黃 阿膠 地榆 百草霜 棕櫚灰之屬
血痛者乳香 沒藥 五靈脂 凌花之屬
血虛者從蓉 瑣陽 牛膝 枸杞子 益母草 夏枯草 敗龜板之屬
血燥者乳酪 血液之屬
血寒者乾薑 肉桂之屬
血熱者生地 苦參之屬
嘔血出于胃也實者犀角 地黃 牡丹 芍藥之屬

衂血出于肺也犀角升麻梔子黄芩芍藥生地紫参丹参阿膠之属
咯唾血出于腎瘀中帶血絲是也天門麥門知母貝母桔梗百部黄栢遠志熟地黄之属
痰涎血出于脾也乾葛黄耆當歸芍藥黄連甘草沉香之属
吐血覺胸中氣塞上吐紫血桃仁大黄厚朴枳殼芒硝之属
血積瘀血乾漆桃仁丹皮楡皮之屬甚者大黄蝱水蛭尾䗪子花蘂石之屬

治諸積藥品

食積酸心腹滿大黄牽牛甚者

礞石之屬

酒積酒癖口乾目黄乾葛黄連

麥芽神麯硇砂雄黄甚者甘

遂牽牛之屬

氣積噫氣痞塞木香檳榔甚者

枳殼牽牛之屬

治痰藥品

痰在四肢非竹瀝不能達

痰在脇下非芥子不能除

痰在皮裏膜外非薑汁竹瀝不

能導

熱痰 水痰用青黛芩連天花粉

實痰 積痰用滾痰丸

老痰用海石瓜蔞貝母

風痰用南星白附子

濕痰用白朮蒼朮半夏

食積痰用神麴山查麥芽

酒痰用天花粉黃連白朮神麴

痰因火動宜治火爲先白朮

黃芩石膏之屬中氣不足加

蒼朮

痰結核在咽喉咯唾不出化痰

藥加鹹能軟堅之味瓜蔞杏

仁海石連翹佐以朴硝薑汁

海粉熱痰能降濕痰能燥

堅痰能軟　痞痰能消可入
丸藥亦可入煎藥
南星治風痰涎痰
半夏大治濕痰喘氣心痰
石膏墜痰火極效
黃芩治熱痰假其下火也
枳實去痰有冲墻倒壁之功
五倍子能治老痰
天花粉治熱痰酒痰又治膈上
熱痰
玄明粉治熱痰老痰速效能降
火軟堅故也
硝煆礞石大能消痰結降火研
細末和白糖置手心舌舐服

甚效
蒼术治痰飲成窠囊行痰極效
又治痰挾瘀血成窠囊
痰積唾涕稠粘半夏瓜蔞之類
甚者吐之瓜蒂之屬
石碱去痰積滌洗垢膩有功
礞石海石治痰積
痰癖脇痛厚朴枳實青皮芒硝
澤瀉甚者甘遂芫花
涎積咽如拽鋸硃砂膩粉雄黃
明礬甚者瓜蒂
治火藥品
虛火宜補參术生甘草之屬

實火可瀉黄連解毒之屬
火急甚者生甘草兼瀉兼緩
補陰則火自降炒栢熟地之屬
飲食勞倦内傷元氣爲陽虚之
病参芪甘草之屬
陰微陽強相火熾盛爲陰虚之
病當歸地黄之屬
心火亢極鬱熱内實爲陽強之
病大黄朴硝之屬
腎水受邪真陰失守無根之遊
火熾爲陰虚之病生地玄参
之屬
命門相火衰爲陽脫之病附子
乾薑之屬

胃虚過食冷物遏鬱陽気于脾
土為火鬱之病升麻葛根柴
胡防風之屬
胸中煩熱用梔子黄連虚熱参
蓍麥冬茯神芍藥竹葉竹茹
陰虚發熱四物湯加炒栢知母
坎离丸甚者加亀板兼氣虚
加参蓍朮
肥白人火藥中必兼痰火藥白
朮茯苓南星半夏滑石之屬
瘦黒人有熱必兼血藥當歸桃
仁牛膝之屬
陽虚則悪寒参蓍之類甚者加
附子以行参蓍之滯

渴而小便不利熱在上焦氣分
肺主之宜茯苓澤瀉琥珀燈
心通草車前子瞿麥扁蓄之
類而清肺之氣瀉其火滋上
源也
不渴而小便不利熱在下焦血
分腎與膀胱主之宜知母黃
柏滋腎丸之類除其熱瀉其
閉塞以滋膀胱腎水之下元
也

治心驚藥品

心驚神氣不寧心胸微悶主事
健忘當用畫遠菖蒲香連丸

之類

肝鬱兩脇微脹或時刺痛噯氣
連々有聲宜用青皮川芎呉
茱左金丸之類丸金丸黄連六両呉茱萸一両粥丸

脾鬱中脘微滿生涎少食倦怠
嗜臥四肢無力宜用青皮蒼
朮半夏砂仁神麹越鞠丸之
類又云憂鬱傷脾不思飲食
炒黄連酒芍香附越鞠丸蒼朮川芎神麹香附子山梔子

肺鬱皮毛枯澀燥而不潤欲嗽
而無痰宜用桔梗瓜蔞杏仁
之類

腎虛、小便數頻、腰腿重、脈精髓
腑少溲濁時作、不能久立、宜
蒼朮、茯苓、肉桂、小茴、青娥丸
之類
膀胱、口苦、身微潮熱、往來脇々
然人將瓶之宜柴芩新牛膝血
膀胱之類
氣嵌肋脇痛脈沉、嵌木香青皮
香附為君、撫芎、檳榔、桑、為臣、檳
柳為引、為佐使
血、嵌四肢無力、能食、便紅、脈沉
桃仁、丹皮為君、香胡為佐使
瘀嵌則腸寸口脈沉滑為君

人蔘爲君，南星貝母爲臣，香附陳皮玄明粉爲佐使。

食積，噯酸腹脹，不能食，人迎脈平和，氣口脈緊盛。神麹砂仁麥芽爲君，山查子香附子爲臣，生薑甘草爲佐，陳皮半夏爲使。

湿痰，周身走痛，或關節痛，遇陰寒則發，脈沉細。蒼朮茯苓爲君，羌活川芎爲臣，茵陳猪苓爲佐使。

熱痰，頭目悶，小便赤，脈洪數。黄連山梔子爲君，青黛條芩爲臣，甘草乾葛爲佐使。

飲食傷藥品

肉傷、山查子
粉麵傷、神麯麥芽
生冷肉食菓子傷、草菓砂仁青皮枳實
酒食傷、葛根紫蘇砂仁烏梅枳實
食後感寒、宿食不消、丁香砂仁蓽澄茄
食不消、枳實神麯麥芽、熱、黃連枳實、消導之劑、皆白朮陳皮山查麥芽神麯、補而瀉之

諸積藥品

水積足脛腫商陸澤瀉甚者甘
遂牽牛蝎蛸
茶癖乾薑呉茱川椒薑黄芝麻
之類
癖積兩脇脹滿刺痛三稜莪朮
之類
米穀積麦芽神麹砂仁雞内金
肉積硇砂水銀阿魏山查硇石
五菜積丁香桂麝
粉麺積蘿蔔子葦酒下
魚鼈積紫蘇陳皮乾薑木香橄
欖
九蟲積腹中不時作瑰痛面青
口吐清水雄黄錫灰蕪荑雷

丸、石榴根、梔子實

諸積塊痃癖痞石、三稜莪朮香

附子 倶似酬

痰積食積鬼石在次能消化之

藏府瀉火藥品

黃連瀉心火、梔子佐之

木通瀉小腸火

黃芩瀉肺火、梔子桑白皮佐之

黃芩瀉大腸火

柴胡瀉肝火、黃連川芎佐之

柴胡瀉膽火、黃連佐之

白芍瀉脾火

石膏瀉胃火

知母瀉腎火

黄柏瀉膀胱火

柴胡瀉三焦火黄芩佐之

連翹瀉六經之邪火

玄参瀉無根之遊火

青黛瀉五藏之鬱火

人中白瀉肝火

黄柏加鬱金大能瀉膀胱之火

又降隱伏之龍火

妊娠傷寒藥品

発熱悪寒不離桂枝芍藥

往来寒熱不離柴胡前胡

大渇不離知母石膏五味子麥

門冬
大便泄不離桂附乾薑白术
大便燥結不離大黄實黄芩
月經過來適斷不離小柴胡
胎不安不離人參阿膠白术黄
芩
発汗不離豆豉生薑麻黄旋覆
花
頭痛不離石膏山梔前胡
傷寒有頭痛不離甘草石膏
満悶不離枳實陳皮
腑氣不足不離人參麥門冬黄
芩
発斑不離黄芩梔子升麻

妊娠服藥禁

蚖斑水蛭䖟蟲烏頭附子
側子天雄野葛水銀蔄茹巴
豆牛膝薇銜薏苡蝟皮蜈蚣
三稜代赭芫花麝香大戟虵
蛻蜥蜴牛黄雌黄雄黄硫黄
牙硝芒硝卮茼茴草牡丹桂
槐花紅花桃仁牽牛皂角瞿
麥乾薑乾漆通草半夏南星
厚朴榴根茜根赤箭蘇木麥
蘖葵子常山錫粉砒石石蠶
硇砂蟹甲螻蛄蜥蜴地膽蜘
蛛茅根蠐螬躑躅芫青葛上
亭長[illegible][illegible][illegible]蠱飛生[illegible]雞兔

肉犬肉驢肉羊肝衣魚鯉魚
蝦蟇鰍鱓龜鼈生薑小蒜雀
肉馬刀

十八反

本草明言十八反　逐一從頭
説與君　人參芍藥與沙參
細辛玄參及苦參　紫參丹
參前藥並　一見藜蘆便殺
人　白芨白蘞並半夏　瓜
蔞貝母五般真　莫見烏頭
與烏喙　逢之一疾反如神
大戟芫花並海藻　甘遂已
上反甘草　若還吐蟲用翻

腸　尋常用之都不竅　審
蠟莫與葱相覩　石決明休
見雲母　藜蘆莫把酒來浸
人若犯之都是苦

十九畏

硫黃原是火之精　朴硝一見
便相爭　水銀莫與砒霜見
狼毒最怕密陀僧　巴豆性
烈最為上　便與牽牛不順
情　丁香莫與鬱金見　牙
硝難合京三稜　川烏草烏
不順犀　人參又忌五靈脂
官桂善能調冷氣　石脂相

見便膿瀉　大凡修合看逆
順，炮爁炙煿要精微。

各經引使主治藥

小腸與膀胱太陽經　藁本　羌活
下　黃柏

小腸腑　氣　小茴　血　玄胡索
寒　大茴香　川烏
熱　赤茯苓

膀胱腑　氣　人參　益智　血　肉
桂　生地黃　寒　川椒
大茴　熱　滑石　山梔仁

胃與大腸陽明經　葛根　白芷
升麻　下
石膏

胃腑　氣　人參　白朮　血　當歸
牡丹皮　寒　乾薑　胡椒
丁香　熱
石膏　黃連

大腸腑　氣　枳殼　木香　檳榔
血　地榆　桃仁　寒　乾

薑 肉豆蔻 熱
黄連 梍角子 柴胡 川芎
三焦與膀胱少陽經 下 青皮
膀胱 氣 人參 青皮 血 當歸
川芎 麥 乾薑 牛 吳朱
香 熱 竹
茹 山梔
肺手太陰經 芷 葱白
升麻 白
肺臓 氣 人參 黄耆 桑白皮
仁 蘇子 血 當歸 熟地
阿膠 蒲黄 寒 乾薑 生薑
熱 黄芩 石膏 天門冬 竹葉
脾足太陰經 升麻 酒
芍藥
脾臓 氣 人參 黄耆 白朮 木香
藿香 砂仁 血 當歸 人
參 白芍 寒 乾薑 砂仁
附子 熱 甘草 白芍
心手少陰經 獨活
細辛
心臓 氣 人參 麥門冬 石菖蒲
血 當歸 生地 肉桂
寒 附子 天雄 桂 熱 黄連
朱砂 犀角 牛黄 甘草
獨活
腎足少陰經 肉桂

腎藏氣附子川椒大茴　血
熟地桂枸杞杜仲　寒
同氣藥　熱黃
柏知母地骨皮

肝與心胞絡厥陰經柴胡川芎
下青皮

肝藏氣木香青皮吳茱萸香
附　血芍藥生地川芎
寒朮芥桂　熱柴胡
山梔黃連龍膽草

心胞絡氣香附　血川芎
寒附子　熱黃連

小青囊用藥卷之九終

小青囊諸證論卷之十

秣陵求如王良璨玉卿氏集著

東粤　温迪元敏之氏助梓

陰陽論　素問

帝曰陰陽者天地之道也万物之綱紀變化之父母生殺之本始神明之府也治病必求於本故積陽爲天積陰爲地陰靜陽躁陽生陰長陽殺陰藏陽化氣陰成形天地者萬物之上下也陰陽者血気之男女也左右陰陽之道路也水火者陰陽之徵兆也陰陽者万物之能始也故曰陰在

内陽之守也陽在外陰之使
也陰陽應象大論
清陽為天濁陰為地地氣上
為雲天氣下為雨雨出地氣
雲出天氣故清陽出上竅濁
陰出下竅清陽發腠理濁陰
走五藏清陽實四肢濁陰歸
六府水為陰火為陽陽為氣
陰為味味歸形形歸氣氣歸
精精歸化形食味故味歸形氣養形故形歸氣
精食氣故氣歸精精化生故精歸化
精食氣形食味化生精氣生
形陰味出下竅陽氣出上
竅味厚者為陰薄為陰之陽

氣厚者爲陽薄爲陽之陰味厚則泄薄則通氣薄則発泄厚則発熱　壯火之氣衰少火之氣壯壯火食氣氣食少火壯火散氣少火生氣氣味辛甘発散爲陽酸苦涌泄爲陰陰陽應象大論

陽氣者若天與日失其所則折壽而不彰故天運當以日光明是故陽因而上衛外者也陽氣者一日而主外平旦人氣生日中而陽氣隆日西而陽氣已虛氣門乃閉是故暮而收拒無擾筋骨無見霧

露及此三時形乃困薄生气通天論

陰中有陰陽中有陽平旦至日中天之陽陽中之陽也日中至黃昏天之陽々中之陰也合夜至雞鳴天之陰陰中之陰也雞鳴至平旦天之陰陰中之陽也故人亦應之夫言人之陰陽則外爲陽内爲陰言人身之陰陽則背爲陽腹爲陰言人身藏府中之陰陽則藏者爲陰府者爲陽肝心脾肺腎五藏皆爲陰膽胃大腸小腸膀胱三焦六府皆

為陽所以欲知陰中之陰陽
中之陽者何也為冬病在陰
夏病在陽春病在陰秋病在
陽皆視其所在為施鍼石也
故背為陽陽中之陽心也背
為陽陽中之陰肺也腹為陰
陰中之陰腎也腹為陰陰中
之陽肝也腹為陰陰中之至
陰脾也此皆陰陽表裏內外
雌雄相輸應也故以應天之
陰陽也（金匱真言論）
天氣通于肺地氣通于嗌風
氣通于肝風生木雷氣通于心
雷象火之有聲谷氣通于脾谷空虛納

兩氣通于腎六經爲川腸胃爲海九竅爲水注之氣（九竅之氣流通不滯猶水之流注也）以天地爲之陰陽陽之汗以天地之雨名之陽之氣以天地之疾風名之暴氣象雷（風雷陽也人之暴逆之氣奔迫喘鳴亦象風雷之象也）逆氣象陽寒極生熱熱極生寒寒氣生濁熱氣生清清氣在下則生飧泄濁氣在上則生䐜脹此陰陽反作病之逆從也天不足西北故西北方陰也而人右耳目不知左明也地不滿東南故東南方陽也而人左手足不

如右強也曰何以然曰東
方陽也陽者其精并于上并
于上則上明而下虛故使耳
目聰明而手足不便也西方
陰也陰者其精并于下并于
下則下盛而上虛故其耳目
不聰明而手足便也故俱感
于邪其在上則右甚在下則
左甚此天地陰陽所不能全
也故邪居之陰陽應象大論
陰者藏精而起亟也陽者衛
外而爲固也陰不勝其陽則
脈流薄疾并乃狂陽不勝其
陰則五藏氣爭九竅不通

陰陽之要陽密乃固兩者不和若春無秋若冬無夏因而和之是謂聖度故陽強不能密陰氣乃絕陰平陽秘精神乃治陰陽離決精氣乃絕

生氣通天論

血榮氣衛論

人之一身所以得全其性命者
氣與血也蓋氣取諸陽血取諸
陰人生之初具此陰陽則亦具
此血氣血氣者乃人身之根本
乎血何以為榮榮行脈中滋榮
之義也氣何以為衛衛行脈外
護衛之義也然則榮與衛豈獨
無所自來哉曰人受穀氣於胃
胃為水穀之海灌溉經絡長養
百骸而五臟六腑皆取其氣故
清者為榮濁者為衛榮衛二氣
周流不息一日一夜脈行五十
度平旦以來復會於氣口所謂

陰陽相貫如環之無端則是
氣者常相隨而不相離也夫惟
血榮氣衛常相流通則何病之
有一有窒礙百病由此而生故
氣之為病発為怒喜悲恐寒熱
驚思労聚而為積痞疝瘕癥癖
上為頭旋中為五膈下為臍間
動氣或喘促或咳噫聚則中滿
逆則足寒凡此諸疾氣使之然
也血之為患其妄行則吐衄其
衰涸則虚労蓄之在上其人亡
蓄之在下其人狂逢寒則筋不
榮而攣急挾熱則毒内瘀而発
實在小便者為淋痛在大便者

爲傷風其於婦人且事進退漏
下崩中兩症猶不一凡此諸疾
皆血使之然也夫血者譬則水
也氣者譬則風也風行水上有
血氣之象也蓋氣者血之師也
氣行則血行氣止則血止氣温
則血滑氣寒則血凝氣有一息
之不運則血有一息之不行病
出於血調其氣猶可以導達病
原於氣區區調血又何加焉故
人之一身調氣爲上調血次之
是亦先陽後陰之義也若夫血
有敗淤滯泥乎諸經則氣之道
路未免有所壅遏又當審所先

而決去之經所謂先去其血而後調之又不可不通其變矣然調氣之劑以之調血而兩得調血之劑以之調氣則乖張如木香如官桂如細辛如厚朴以至烏藥香附莪朮三稜之類治氣可也治血亦可也若以當歸地黃輩論之施之血證無以逾此然其性纏滯有虧胃氣胃氣既虧則五臟六腑之氣亦餒矣善用藥者必酌其輕重而佐助之

氣論・

夫天地之氣常則安變則病而況人稟天地之氣五運迭侵於外七情交戰于中是以聖人嗇氣如持至寶庸人投物而反傷太和此軒岐所以論諸痛皆因於氣百病皆生於氣遂有九氣不同之說氣本一也因所觸而爲九怒喜悲恐寒熱驚思勞也其言曰怒則氣逆甚則嘔血及飧泄故氣逆上矣喜則氣和志達榮衛通利故氣緩矣悲則心系急肺布葉舉而上焦不通榮衛不散熱氣在中故氣消矣恐

則精却却則上焦閉閉則氣還
還則下焦脹故氣不行矣寒則
腠理閉氣不行故氣收矣熱則
腠理開榮衛通汗大出故氣泄
矣驚則心無所倚神無所歸慮
無所定故氣亂矣勞則喘息汗
出内外皆越故氣耗矣思則心
有所存神有所歸正氣留而不
行故氣結矣凡見喜怒悲思恐
之證皆以平心火為主至於勞
者傷於動動便屬陽驚者駭于
心心便屬火二者亦以平心火
為主揖衛冲和不息之謂氣擾
亂妄動變常之謂火氣本屬陽

反勝則爲火矣五志過極皆爲火也若香辛燥熱之劑但可劫滯氣衝快於一時以其氣久抑滯借此暫行開發之意內經雖云百病皆生于氣以正氣受邪之不一也今七情傷氣鬱結不舒痞悶壅塞發爲諸病當詳所起之因滯于何經上下部分藏氣之不同隨經用藥有寒熱溫涼之同異若枳殼利肺氣多服損胷中至高之氣青皮瀉肝氣多服損眞氣與夫木香之行中下焦氣香附之快滯氣陳皮之泄逆氣紫蘇之散表氣厚朴之

瀉衛氣檳榔之泄至高之氣藿香之馨上行胃氣沉香之升降眞氣腦麝之散眞氣若此之類氣實所宜其中有行散者有損泄者其過劑乎用之能却氣之標而不能制氣之本豈可又佗以燥熱之藥以火濟火混同謂治諸氣使之常多服可乎氣之與火一理而已動靜之變反化爲二丹溪曰氣有餘便是火

血論

劉宗厚曰經云榮者水穀之精也和調五臟洒陳六府乃能入

於脈也源源而來生化于脾總統于心藏受于肝宣布于肺施泄于腎灌溉一身目得之而能視耳得之而能聽手得之而能攝掌得之而能握足得之而能步臟得之而能液府得之而能氣是以出入升降濡潤宣通者由此使然也注之於脈少則澁充則實常以飲食日滋故能陽生陰長取汁變化而赤為血也生化旺則諸經恃此而長養衰耗竭則百脈由此而空虛故曰血者神氣也持之則存失之則亡是知血盛則形盛血弱則形

衰神靜則陰生形後則陽亢陽
盛則陰必衰又何言陽旺而生
陰血也蓋謂血氣之常陰從乎
陽隨氣運行於內苟無陰以羈
束則氣何以樹立故其致病也
易調治也難以其比陽常虧而
又損之則陽易亢陰易乏之論
可以見矣諸經有云陽道實陰
道虛陽道常饒陰道常乏陽常
有餘陰常不足以人之生也年
至十四經行年至四十九而經
斷可見陰血之難成易虧如此
陰氣一傷所變之證妄行于上
則吐衄衰涸於外則虛勞

妄行于下則便血。移入膀胱則
癃閉溺血。滲透腸間則爲腸風。
陰虛陽搏則爲崩中。濕蒸熱瘀。
則爲滯下。熱極腐化則爲膿血。
火極似水。血色紫黑。熱勝於陰。
發爲瘡瘍。濕滯於血則爲痛痒
癮疹。凝澁皮膚則爲冷痺。畜
之在上則人喜忘。畜之在下則
人喜狂。墮恐跌仆則瘀惡內凝。
夫川芎血中氣藥也。通肝經。性
味辛散。能行血滯於氣也。地黃
血中血藥也。通腎經。性味甘寒。
能生眞陰之虛也。當歸分三治。

小青囊十

血中主藥也通肝經性味辛温全用能活血各歸其經也芍藥陰分藥也通脾經性味酸寒能和血治血虛腹痛也若求陰藥之屬必於此而取則焉輔佐之屬若桃仁紅花蘇木血竭牡丹皮者血滯所宜蒲黄阿膠地榆百草霜棕櫚灰者血崩所宜乳香没藥五靈脂凌霄花者血痛所宜蓯蓉瑣陽牛膝枸杞子益母草夏枯草敗龜板者血虛所宜乳酪血液之物血燥所宜乾薑桂者血寒所宜生地黄苦參血熱所宜正治大略不過如此

君夫天門冬麥門冬治肺腎一下
經之吐血也阿膠散金華其帚
花床治肺經之吐嗽血也黃稍
知母玄參地黃治腎經之吐嗽
血也栢葉石蓮栢子仁柴胡床
治心經之吐嗽血也當歸黃連
芎藭床治肝經之吐嗽血也白
芍术黃連乾葛治脾經之吐嗽
血也飲食倍常動而吐血者宜平胃
散加山查神麯黃連酒之顯之
酒傷胃口吐嗽血者宜葛花解醒
湯調理之濕熱兼風邪下臨者胃
風湯芍平胃散加減防風善治藥
之藉陰陰血與陰陰盛於陽吐嗽血

脉候按之不鼓者乾薑附子溫之跌撲損傷吐衄血者蘇木桃仁紅花大黃各加引經藥逐之先痰嗽後吐血者半夏二陳湯加諸痰藥清之熱毒下血者胡黃連槐花涼之犀角能消實血血虛者反受其禍瘀血家與跌撲服童便加酒能消咳血者嗽出痰內有血者也嘔血者嘔全血者也咯血者每咳出血疙瘩也衄血者鼻中出血也溺血者小便血下血者大便血名雖不同同是熱證

痰論

痰在人身非血非氣生于脾土謂之津液周流運用血氣由之如道路然不可無者湿盛痰多加以外感固滯于中斯爲患耳痰不盛者有感亦輕風寒客之煽以相火則上攻心耳而爲聵風痰脈暑濕兼之血氣相著附于筋骨而爲腫毒癱患又有心風者何也蓋心爲君火因怒發之相火助盛痰動于中胸氣上攻迷其心竅則爲狂爲癲所怒之事膠固于心輒自言談失其條序謂之心風與風何干也耶

痰不盛者則有感亦輕初在皮膚以傳經絡若是治療依時或汗或下由是解矣凡有怪證莫不由斯

痰本津液因熱而成隨氣升降無処不到以爲病多也若夫寒湿熱三者易治風燥老三痰難治分而治焉寒者温之湿者燥之熱者清之風者散之燥者潤之老者軟之總而治焉用人參甘艸補脾半夏白术燥湿陳皮青皮利氣茯苓澤瀉滲水是畢其綱也如寒痰加附子姜桂湿痰加蒼术厚朴食積痰加神麯

麥芽山查熱痰加黄芩黄連梔
子風痰加前胡星皂角燥痰加瓜
蔞杏仁鬱痰加枳殼香附老痰
加以海石芒硝是張其昌也雖
然又有挾痰虛者有不可不知補藥
也如挾氣虛四君血虛四物脾
虛六君腎虛六味

火論

火之爲病其害甚大其變甚速
其勢甚彰其死甚暴若火燭人不
火也相火猶龍火也水性不要
動能不進乎道常以靜立聽命
運行造化生存之機矣夫人在

氣交之中多動少靜欲不妄動
其可得乎故凡動者皆屬火化
火一妄行元氣受傷勢不兩立
偏勝則病移害他經事非細故
動之極也病則死矣經所謂一
水不勝二火之火出於天造君
相之外又有厥陰臟腑之火根
於五志之內六欲七情激之其
火隨起蓋大怒則火起于肝醉
飽則火起于胃房勞則火起於腎悲
哀動中則火起於肺心為君主
自焚則死君火者心火也可以
濕伏可以水滅可以直折惟黃
連之屬可以制之相火者龍火

也不可以水溫折之從其性而伏之惟黃柏之屬可以降之噫瀉火之法豈止如此虛實多端不可不察以臟氣司之如黃連瀉心火黃芩瀉肺火芍藥瀉脾火柴胡瀉肝火知母瀉腎火此皆苦寒之味能瀉有餘之火耳若飲食勞倦內傷元氣火不兩立爲陽虛之病以甘溫之劑除之如黃芪人參甘草之屬若陰微陽強相火熾盛以乘陰位日漸煎熬爲血虛之病以甘寒之劑降之如當歸地黃之屬若心火亢極鬱熱內實爲陽強之病

以醎寒之劑折之，如大黃芒硝之屬。若腎不安，傷真陰失守，無逑之水，為陰虛之病，以壯水之劑制之，如生地玄參之屬。若右腎命門火衰，為陽脫之病，以溫熱之劑適之，如附子乾薑之屬。若胃虛過食冷物，抑遏陽氣於脾土，為火鬱之病，以升散之劑發之，如升麻葛根之屬。

脾胃勝衰論

胃中元氣盛則能食而不傷過時而不飢脾胃俱旺則能食而肥脾胃俱虛則不能食而瘦或少食而肥雖肥而四肢不舉蓋脾實而邪氣盛也又有善食而瘦者胃伏火邪於氣分則能食脾虛則肌肉削即食㑊也叔和云多食亦肌虛此之謂也夫飲食不節則胃病胃病則氣短精神少而生大熱有時而顯火上行獨燎其面黃帝鍼經云面熱者足陽明病胃既病則脾無所稟受脾爲死陰不主時也故亦

從而病焉形躰勞役則脾病
病則怠惰嗜臥四肢不收大便
泄瀉脾既病則與胃不能獨行
津液故亦從而病焉大抵脾胃
虚弱陽氣不能生長是春夏之
令不行五藏之氣不生脾病則
下流乗腎土尅水則骨乏無力
是爲骨蝕令人骨髓空虚足不
能履地是陰氣重疊此陰盛陽
虚之證大法云汗之則愈下之
則死若用辛甘之藥滋胃當升
當浮使生長之氣旺言其汗者
非正發汗也爲助陽也夫胃病
其脉緩脾病其脉遲且其人當

脾有動氣按之牢若痛若火熱
土位其脈洪緩更有身熱心中
不便之證此胃氣衰弱不能發舉
生不化當為五藏中用藥法治之
當思從脾氣法時論中升降浮沉
補瀉法用藥耳如脈緩病怠惰
嗜臥四肢不收或大便泄瀉此
濕勝從平胃散若脈弦氣弱自
汗四肢發熱或大便泄瀉或皮
毛枯槁髮脫落從黃芪建中湯
脈虛而血弱於四物湯中摘一
味或二味以本顯證中加之或
真氣虛弱及氣短脈弱從四君
子湯或渴或小便閉澀赤黃多

少從五苓散去桂摘一二味加
正藥中已上五藥當於本證中
隨所兼見證加減假令表虛自
汗春夏加黃耆秋冬加桂如腹
中急縮或脉弦加防風急甚加
甘草腹中窄狹或氣短者亦加
之腹滿氣不轉者勿加雖氣不
轉而脾胃中氣不和者勿去但
加厚朴以破滯氣然亦不可多
用於甘草五分中加一二分可也
腹中窄悶此非腹脹乃散而不
收可加芍藥收之如脈氣短促
或不足者加人參白芍藥中焦
用白芍藥則脾中升陽使肝膽

之邪不敢犯也腹中窄狭及縮急者去之及諸酸澀藥亦不可用腹中痛者加甘艸白芍藥稼穡作甘甘者巳也曲直作酸々者甲也甲巳化土此仲景之妙法也腹痛兼発熱加黄芩悪寒或腹中覺寒加桂怠惰嗜卧有濕胃虚不能食或沉困或泄瀉加蒼术自汗加白术小便不利加茯苓渇亦加之氣弱者加白茯苓人参氣盛者加赤茯苓砂仁氣復不能轉運有熱者微加黄連心煩乱亦加之小便少者加猪苓澤瀉汗多津液竭於上

勿加之是津液還入胃中欲自
行也不渴而小便閉塞不通加
炒梔知母小便澁者加炒滑石
淋澁者加澤瀉且五苓散治渴
而小便不利無惡寒者不得用
雖不渴而小便自利妄見妄聞
乃瘀血證用黃蘗知母以除胸
中燥熱竅不利而淋加澤瀉炒
滑石只治竅不利者六一散中
加木通亦可心臟熱者錢氏方
中導赤散中滿或但腹脹者加
厚朴氣不順加橘皮氣滯加青
皮一橘皮氣短小腹利者四
君子湯中去茯苓加黃芪以補

之如腹中氣不轉者更加苺卅
一半腹中刺痛或周身刺痛者
或裏急者腹中不寬快是也或
虛坐而大便不得者皆血虛也
血虛則裏急或血氣虛弱而或
目睛痛者皆加當歸身頭痛者
加川芎苦頭痛加細辛此少陰頭痛也
髮脫落及臍下痛加熟地黃宜
乎昔調理脾胃虛弱於此五藥
中加減如五臟證中互顯一二
證各對證加藥無不驗然終不
能使人完復後或有因而再至
者亦由督任衝三脉爲邪皆胃
氣虛弱之所致也法雖依證加

嶽執方料病不依素問法度耳是以檢討素問難經及黃帝鍼經中說脾胃不足之源乃陽氣不足陰氣有餘當從六氣不足升降浮沉法隨證用藥治之蓋脾胃不足不同餘臟無定體故也其治肝心肺腎有餘不足或補或瀉惟益脾胃之藥為切經言至而不至是為不及所勝妄行所生受病所不勝乘之也至而不至者謂從後來者為虛邪心與小腸來乘脾胃也脾胃脈中見浮大（心脈）而弦（小腸）其病或煩躁悶亂（心王主火小腸主熱火熱來乘土位乃濕熱相）

令故煩躁則乱也或四肢發熱四肢者脾胃也火乗之故四肢發熱也或口苦舌乾咽乾飲食不節勞役所傷以致脾胃虛弱乃血所生病主口中津液不行故口乾咽乾也病人自以為渴醫者治以五苓散謂止渴燥而反加渴燥乃重竭津液以至危亡經云虛則補其母當瀉於心與小腸中以補脾胃之根蒂也甘温之藥為之主以苦寒之藥為之使以酸味為之臣佐以其心苦緩急食酸以收之心火旺則肺金受邪金虛則以酸補之次以甘温及甘寒之劑於脾胃中瀉心火之亢盛是治其本也所勝妄

行者言心火旺能發毋實毋者
肝木也肝木旺則挾火勢無所
畏懼而妄行也故脾胃先受之
或身體沉重走注疼痛蓋濕熱相搏而
風挾熱鬱而不得伸附著於有形也
或多怒者風熱下陷於脾
地中也
或目病而生內障者裏
血胃主血心主脈者血之府
也或云心主血又云肝主血肝
之竅於目也
或妄見妄聞起妄心夜
夢亡人四肢痲痹轉筋皆肝木
太盛而爲邪也或生痿或生痺
或生厥或生風或生惡瘡或作
腎痿或爲上熱下寒爲邪不一
皆風熱不得升長而木火遏於
有形中也所生受病者言肺受

主火木之邪而消肅之氣傷或
胸滿少氣欬逆氣有肺之所主諸氣皆不上
不足而行也道也或欬嗽集熱者有兼熱其
也內所不勝兼并之者水兼木之妄
行而及肺金主故腎入心爲汗
入肝爲泣入脾爲涎入肺爲涕
爲唾爲噦爲嚏爲涕出鼻也一
說下上元土盛越而致腎在衝二下
脈盛火旺煎熬於而沸騰而兼
脾肺故痰涎唾出於口也下行
爲陰汗爲外腎冷爲足不任身
爲腳下隱痛或不附木勢而上
爲眼花爲彤爲餘淚此皆由肺
金之虛而寡於畏也夫脾胃不

足皆爲血病是陰氣不足陽氣
有餘故九竅不通諸陰氣根於
陰血中陰血受火邪則陽盛陰
盛則上乘陰分而陰道不行無
生発升騰之氣也夫陰氣走空
竅者也陰氣附形質者也如陰
氣附於土陽氣升於天則各安
其分也今所立方中有辛甘溫
藥者非独用也復有甘苦大寒
之劑亦非独用也以火酒二製
爲之使引苦甘寒藥至頂而復
入於腎肝之下此所謂升降浮
沉之道自耦而奇奇而至耦者
也陽分奇陰分耦瀉陰火以諸風藥升

發門氣以滋肝膽之用是令陽
氣生上出於門冬未用辛甘溫
藥援其升藥使大發散於門冬
而令走九竅也經云食入於胃
濁氣歸心淫精於脈脈氣流經
經氣歸於肺肺朝百脈輸精於
皮毛毛脈合精行氣於府且飲
食入胃先行陽道而陽氣升浮
也浮者陽氣散滿皮毛升者充
塞頭頂則九竅通利也若飲食
不節損其胃氣不能剋化散於
肝歸於心溢於肺食入則昏冒
欲睡得臥則食在一邊氣暫得
舒是知升發之氣不行者此也

經云飲入於胃遊溢精氣上輸於脾脾氣散精上歸於肺病人飲入胃遽覺至脐下便欲小便由精氣不輸於脾不歸於肺則心火上炎使口燥咽乾是胃氣大盛其理甚易知也況脾胃病則當脐有動氣按之牢若痛有是者乃脾胃虛無是則非也亦可作明辨矣

火不能生土方 治心與小腸來乘脾胃或煩燥悶乱或四肢発熱或口苦舌乾咽乾經云虛則補心小腸

白术君　人参臣　黄芪臣

甘艸佐　芍藥佐　黄連使

桑白皮佐

瀉心火亢盛方 治心火亢盛乘脾胃之位以甘溫又甘寒之劑於脾胃中瀉心火之亢盛

黃連君 黃蘗臣 生地黃臣 黃芩佐 知母佐 芍藥佐 石膏佐 甘草使

所勝妄行方 治心火肝能令母實則肝木挾火勢無所畏懼而妄行也故脾胃先受之或身體沉重走注疼痛或多怒目病而生內障或妄見妄聞起妄心夜夢亡人四肢滿閉轉筋或痿或痺或厥或中風或生惡瘡或腎痿或上熱下寒

柴胡君 防風 芍藥 甘草 肉桂以上臣 羌活 獨活 白朮 茯苓 猪苓

澤瀉 黃柏 知母 獨活以上爲佐
升麻使 藁本 川芎 細
辛 蔓荊子 白芷 石膏
滑石
所生受病方 治肺受壬水之邪而青肅之気傷胸滿少気短氣咳嗽寒熱
人参君 黃芪臣 橘皮臣
白术 白芍 桑白皮 桂
枝以上爲佐 木香 五味子
檳榔以佐此三味以除客熱 青皮破滯氣
桔梗爲引經 甘艸蒂酸之藥皆可
所不勝乘之方 治水乘火之妄行而反來侮土故腎邪入心爲汗入肝爲泣入脾爲涎入肺爲痰爲嗽爲涕爲嚏爲水出鼻一說下泛土盛起水致脊任衝三脈盛

火旺煎熬，令氷沸騰，而乘脾肺，故痰涎唾出口也。下行為則汗為列，野熱為足不任身，為脚下隱痛，或水附木勢而上為眩暈，為嗌，為痰，出此皆肺金之虛，而寡於畏也。

乾姜君　白术臣　川芎頭

臣　蒼术佐　茯苓佐　猪

苓佐　附子佐，炮，去皮臍　肉桂佐，去皮

許　澤瀉佐

又論

夫飲食入胃，陽氣上行，津液與氣入於心，貫於肺，充實皮毛，散於百脉。脾禀氣於胃，而澆灌四旁，榮養氣血者也。今飲食損傷，勞倦傷脾，脾胃虛則火邪乘之

而生大熱當先於心分補脾之
源蓋土生於火兼於脾胃中瀉
火之危甚是先治其標後治其
本也且濕熱相合陽氣日以虛
陽氣虛則不能上升而脾胃之
氣下流併於腎肝是有秋冬而
無春夏春主升夏主浮在人則
肝心應之弱則陰氣盛故陽氣
不能經營經云陽本根於陰惟
瀉陰中之火味薄風藥升發以
伸陽氣則陰氣不病陽氣生矣
傳云履端於始序則不愆正謂
此也經云天明則日月不明邪
害空竅陽氣者閉塞地氣者冒

明惡飲食不節則上應自臍下在人則脾胃虛以火乘之脾為勞倦所傷勞則氣耗而心火熾動血脈沸騰則血病而陽氣不治陰火乃獨於上而走於空竅以至燎於周身又用辛熱藥以燥脾胃則謬之謬也胃乃脾之剛脾乃胃之柔表裏之謂也飲食不節則胃先病脾無所稟而後病勞倦則脾先病不能為胃行氣而後病其所生病之先後雖異所受邪則一也胃為十二經之海十二經皆稟血氣滋養於身脾受胃之稟行其氣血也脾

胃既虛十二經之邪不足而出
假令不能食而肌肉削乃本病
也其右關脈緩而弱本脈也而
本部本證脈中兼見弦脈或見
四肢滿閉淋溲便難轉筋一二
證此肝之脾胃病也當於本經
藥中加風藥以瀉之本部本證
脈中兼見洪大或見肌熱煩熱
面赤而不能食肌肉消一二證
此心之脾胃病也當於本經藥
中加瀉心火之藥本部本證脈
中兼見浮濇或見氣短氣上喘
咳痰盛皮濇一二證此肺之脾
胃病也當於本經藥中兼瀉肺

佐之體及補氣之藥升陽益胃湯是也本
部本證脉中兼見沉細或見已上
恐次之證此腎之脾胃病也當
於本經藥中加瀉腎水之浮及
瀉陰火伏熾之藥故人之百病
皆由脾胃衰而生也假如時在
長夏於長夏之令中立方謂正
當主氣衰而客氣旺之時也後
之處方者當從此法加時令藥
名曰補脾胃瀉陰火升陽湯

補脾胃瀉陰火升陽湯方

柴胡一兩五錢　甘草炙　黄芪臣
蒼朮泔浸去皮　羌活各一兩　升麻八錢
人參臣　黄芩各七錢

黄連（酒炒五錢臣佐過將太之從權） 石膏（炙微煅計長）
右每服三錢水二盞煎至一
盡去柤大溫服早飯後午飯
前間或服服藥之時忌語話
一二時辰許宜減食及忌酒
湿麪大料物之類恐大湿熱
之物復助火邪而愈損元氣
也又忌冷水及寒凉淡滲之
物及諸果恐陽氣不能生旺
也 宜美食濃食及薄滋味
以助陽氣大抵此法此藥欲
令陽氣升浮耳若滲泄淡味
皆為滋陰之味為大禁也雖

然亦有從權而用之者如見腎火旺及督任衝三脈盛則用黄柏知母酒洗訖炒製加之若分兩則臨病斟酌不可久服恐助陰氣而爲害也小便赤或渋當利之大便渋當行之此亦從權也得利則勿再服此雖立食禁法若可食之物一切禁之胃氣夫所養矣亦當從權而食之以滋胃也

延寶三乙卯暦三月吉辰

二條通書肆武村刊行